美容微针疗法

基于循证医学的全球视角

Microneedling: Global Perspectives in Aesthetic Medicine

注　意

　　该领域的理论知识和临床实践在不断变化。随着新的研究与经验不断扩充我们的知识结构，有必要在实践、治疗和用药方面做出适当的改进。建议读者核实与操作相关的最新信息，或查阅每种药物生产厂家所提供的最新产品信息，以确定药物的推荐剂量、服用方法、服用时间以及相关禁忌证。医师根据对患者的了解和相关经验确立诊断，以此确认每一位患者的用药剂量和最佳治疗方法，并采取适当的安全预防措施，是其职责所在。不论是出版商还是著作者，对于在本出版物使用过程中引起的或与本出版物相关的所有个人或财产的损伤和（或）损失，均不承担任何责任。

出版者

美容微针疗法

基于循证医学的全球视角

Microneedling: Global Perspectives in Aesthetic Medicine

原　著　Elizabeth Bahar Houshmand

主　译　杨蓉娅　廖　勇

副主译　陈泳诗

译　者　陈玉容　甘嘉荷　毕　艳
　　　　美合日阿依·艾散　周剑峰
　　　　赵良森　张泽荣　梁铭怡

北京大学医学出版社

MEIRONG WEIZHEN LIAOFA —— JIYU XUNZHENG YIXUE DE
QUANQIU SHIJIAO

图书在版编目（CIP）数据

　　美容微针疗法：基于循证医学的全球视角 /（美）伊丽
莎白·巴哈尔·霍什曼德原著；杨蓉娅，廖勇主译 .—北京：
北京大学医学出版社，2022.9
　　书名原文：Microneedling : Global Perspectives in Aesthetic
Medicine
　　ISBN 978-7-5659-2714-0

　　Ⅰ . ①美…　Ⅱ . ①伊…②杨…③廖…　Ⅲ . ①美容术
Ⅳ . ① R625

　　中国版本图书馆 CIP 数据核字（2022）第 153997 号

北京市版权局著作权合同登记号：图字：01-2021-6999

Microneedling：Global Perspectives in Aesthetic Medicine/edited by Elizabeth Bahar
Houshmand
ISBN 978-1-119-43192-3
© 2021 John Wiley & Sons Ltd

All Rights Reserved. Authorised translation from the English language edition pub-
lished by John Wiley & Sons Limited. Responsibility for the accuracy of the transla-
tion rests solely with Peking University Medical Press and is not the responsibility
of John Wiley & Sons Limited. No part of this book may be reproduced in any form
without the written permission of the original copyright holder, John Wiley & Sons
Limited.

Simplified Chinese translation copyright © 2022 by Peking University Medical Press.
All rights reserved.

美容微针疗法——基于循证医学的全球视角

主　　译：杨蓉娅　廖　勇
出版发行：北京大学医学出版社
地　　址：（100191）北京市海淀区学院路 38 号　北京大学医学部院内
电　　话：发行部 010-82802230；图书邮购 010-82802495
网　　址：http://www.pumpress.com.cn
E－mail：booksale@bjmu.edu.cn
印　　刷：北京金康利印刷有限公司
经　　销：新华书店
责任编辑：李　娜　　责任校对：靳新强　　责任印制：李　啸
开　　本：710 mm×1000 mm　1/16　印张：8　字数：133 千字
版　　次：2022 年 9 月第 1 版　2022 年 9 月第 1 次印刷
书　　号：ISBN 978-7-5659-2714-0
定　　价：98.00 元
版权所有，违者必究
（凡属质量问题请与本社发行部联系退换）

主译简介

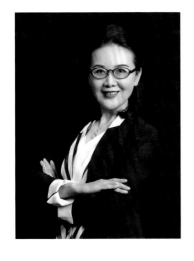

杨蓉娅，博士，主任医师，教授，博士生导师，专业技术少将军衔，享受国务院政府特殊津贴。现任解放军总医院第七医学中心全军皮肤损伤修复研究所所长、皮肤科主任、国家临床重点专科（军队项目）学科带头人。曾任第八、九、十、十一届全国人大代表。

先后承担国家及军队科研课题 21 项，发表学术论文 496 篇，主编及参编专业书籍 35 部；获得军队和地方医学科技成果奖 19 项，获得国家（实用新型）发明专利 24 项；创办国家级专业学术期刊《实用皮肤病学杂志》并任总编。

学术任职：泛亚地区面部整形与重建外科学会中国分会副主席，中国整形美容协会副会长兼微创与皮肤整形美容分会、激光美容分会副会长，中国女医师协会副会长，中华预防医学会皮肤病与性病预防与控制专业委员会主任委员，中华医学会医学美学与美容学分会候任主任委员，全军皮肤病专业委员会主任委员，中华医学会皮肤性病学分会常委兼医学激光学组组长，《中华医学美学美容杂志》副总编，《中华皮肤科杂志》《中国皮肤性病学杂志》《临床皮肤科杂志》《感染、炎症、修复》《中国真菌学杂志》《解放军医药杂志》等 10 余种学术期刊编委。

所获荣誉：第五届"全国十佳优秀科技工作者"称号，"全国妇女创先争优先进个人"称号，中国首届五洲女子科技奖——临床医学科研创新奖，全军首届杰出专业技术人才奖，全国"三八红旗手"称号，国之名医·卓越建树奖，中国首届医美行业科技人物"终身成就奖"，中国女医师杰出贡献奖，解放军医学院教学先进个人、优秀医学专家，获得中央军委授予的荣誉称号 1 次，荣立个人二等功 2 次、三等功 1 次，所带领的全军皮肤损伤修复研究所于 2011 年被全国妇联授予"全国三八红旗集体"称号，荣立集体三等功 4 次，先进党支部、先进基层单位和先进科室等 11 次。

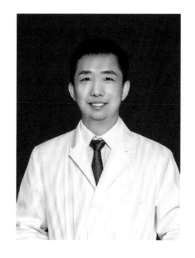

　　廖勇，现任远想医学中心副总经理，原解放军总医院第七医学中心皮肤科主治医师，医学博士。硕士阶段师从廖万清院士，博士阶段师从杨蓉娅教授，长期致力于问题皮肤和面部年轻化综合诊疗方案的制订及临床应用（药物、光声电、注射及再生医美技术）。在国内外期刊发表论文 30 余篇，其中被 SCI 收录论文 20 篇。《微针治疗操作规范团体标准》（2021 年版）、《微针治疗临床应用中国专家共识》（2022 年版）执笔人。主译《再生医美治疗技术与临床应用》《美容微针疗法临床应用指南》《敏感性皮肤综合征》《皮肤美容激光与光治疗》及《Plewing & Kligman 痤疮与玫瑰痤疮》。作为主研人获得国家自然科学基金及北京市自然科学基金支持，并入选北京市科技新星培养计划。任中华医学美容培训工程专业委员会委员、北京医学会皮肤性病学分会青年委员、中华预防医学会皮肤病与性病预防与控制专业委员会青年委员、中国非公立医疗机构协会整形与美容专业委员会青年委员。

原著者名单

Michael H. Gold, MD
Gold Skin Care Center
Tennessee Clinical Research Center
Nashville, TN, USA

Elizabeth Bahar Houshmand, MD, FAAD, FABIM
Houshmand Dermatology and Wellness
Dallas, TX, USA

Atchima Suwanchinda, MD, MSc
School of Anti-aging and Regenerative
Medicine, Mae Fah Luang University
Ramathibodi University Hospital,
Mahidol University
Bangkok, Thailand

Chytra V. Anand, MD
Kosmoderma Clinics
Bangalore, India

Desmond Fernandes, MB, BCh, FRCS (Edin)
Department of Plastic and Reconstructive Surgery
Faculty of Medicine
University of Cape Town

Matthias Aust, MD
Aust Aesthetik

Landsberg am Lech, Germany

Parinitha Rao, MBBS, MD
Kosmoderma Clinics
Bangalore, India

Richard Bender, MD
St. Vinzenz Hospital Cologne Plastische Chirurgie
Cologne, Germany

Stuti Khare Shukla, MD
Elements of Aesthetics Clinics
Dr. Stuti Khare's Skin & Hair Clinics
Mumbai, India

第 1 章　微针疗法简介

Elizabeth Bahar Houshmand　著

简介

微针疗法（microneedling）是一种采用细针刺穿表皮层的微创治疗技术。所致微损伤可刺激生长因子的释放并诱导胶原蛋白的合成。治疗过程中可保持表皮层结构的相对完整性。

微针疗法最初应用于以诱导胶原合成为目的的面部瘢痕和皮肤年轻化治疗，但目前已经广泛应用于多种临床适应证，包括单纯给药的透皮吸收体系以及与其他医疗技术的联合治疗。随着微针疗法在皮肤病学及皮肤外科学中研究及临床应用的不断增多，其适应证也得到更广泛的拓展与延伸。

本书有幸邀请了来自世界各地皮肤科和整形外科领域的知名专家参与编写，从全球视角重点介绍不断得到研究和发展的微针治疗技术与仪器，以及微针疗法在皮肤病学和美容医学中的临床应用。

历史

微针疗法也称经皮胶原蛋白诱导疗法（percutaneous collagen induction therapy），最初于 20 世纪 90 年代被应用于瘢痕、皱纹和皮肤松弛的治疗[1]。Orentreich 等于 1995 年首次描述采用锐针行外科皮下分离术的非剥脱性皮肤治疗，即通过锐针穿刺将凹陷性瘢痕和皱纹从其与底层附着的皮肤中分离。所造成的可控性损伤可使松解形成的缺损处新生结缔组织，填充皮下分离所致的间隙。

1996 年，Fernandes 在台北举办的国际美容整形外科学会（International Society of Aesthetic Plastic Surgery, ISAPS）学术会议上正式介绍采用滚轮微

针器械的皮肤针刺疗法[2]。1997 年，Camirand 和 Doucet 使用干燥、无墨水的文身枪进行锐针磨削术治疗，并提出这是一项可改善瘢痕外观的医疗技术[3]。

Fernandes 于 2001 年设计出经皮胶原蛋白诱导皮肤滚轮微针原型。该试验性滚轮器械采取转鼓式设计，手柄末端为镶嵌微针的滚筒，针长 3 mm，穿刺深度可触达真皮网状层中的成纤维细胞（图 1.1）。

Zeitter 等认可 Fernandes 的设计，并基于此对滚轮微针进一步改良。他们认为针长 1 mm 的微针具有与 3 mm 针长微针类似的疗效，同时具备休工期短、肿胀少和疼痛轻的优势[3-4]。

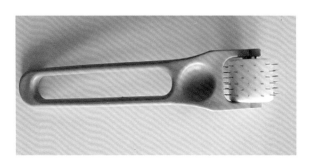

图 1.1　Desmond Fernandes 医生于 2001 年设计出的滚轮微针原型，其为固定 3 mm 针长的多用途滚轮微针；同一位患者需要重复治疗大约 6 个疗程。当时无法对该滚轮微针原型进行高压灭菌处理，研究者采用仪器清洁液浸泡进行消毒（图片来源：Desmond Fernandes 医生）

作用机制

目前认为，微针疗法的作用机制主要是造成表皮层和真皮层的损伤。微针所致的微穿刺可在不破坏表皮层整体结构的前提下产生可控的皮肤损伤。这种机械性微损伤可诱发经典的损伤愈合级联反应，并通过刺激释放生长因子促进细胞的增殖和迁移（图 1.2）。

上述微损伤可造成轻微的浅表出血并诱发皮肤损伤愈合级联反应，释放多种生长因子，包括血小板源性生长因子（platelet-derived growth factor, PDGF）、转化生长因子 α 和 β（transforming growth factor alpha and beta, TGF-α and TGF-β）、血管内皮生长因子（vascular endothelial growth factor,

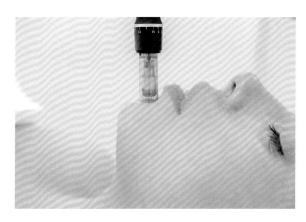

图 1.2　笔式电动微针：可调节参数设置以控制微针刺入的速度与深度（图片来源：skvalval/Shutterstock）

VEGF）、结缔组织激活蛋白（connective tissue activating protein）、结缔组织生长因子（connective tissue growth factor）和成纤维细胞生长因子（fibroblast growth factor, FGF）[5]。同时微针刺入可松解原有瘢痕纤维束，诱导瘢痕血管化。成纤维细胞的迁移、增殖启动血管新生和胶原新生，细胞外基质重塑[6-7]。微针损伤 5 天后形成纤连蛋白基质，诱导新生胶原蛋白沉积，最终促进 Ⅲ 型胶原蛋白形成，使得皮肤紧致，维持时间可长达 5 ~ 7 年。针长 1.5 mm 的微针所诱导的新生胶原可深达 500 ~ 600 μm。皮肤组织学检查显示，接受 4 次微针治疗（间隔 1 个月），治疗 6 个月后胶原蛋白和弹性蛋白沉积增加 400%，治疗 1 年后棘层增厚，表皮嵴恢复正常[8]。新生胶原纤维束呈现正常的网状交联，而非瘢痕组织的平行排列[9]。

　　微针器械可在表皮层至真皮层形成一过性的微通道，微损伤深度范围 25 ~ 3000 μm，目的是刺激自身皮肤修复机制。上述微创口或微损伤启动释放生长因子，触发并刺激真皮层胶原蛋白和弹性蛋白的合成。最终改善肤质，恢复皮肤健康状态。上述微损伤指产生的微通道，遵循经典的损伤愈合级联反应：炎症期、增生期和重塑期。该级联反应是由微针穿刺角质层引起的；血管内皮及内皮下基质趋化血小板和中性粒细胞迁移至损伤部位。微针治疗释放凝血酶和胶原蛋白片段，诱导并激活血小板。血小板形成血栓并启动凝血级联反应，通过增加凝血酶和纤维蛋白水平，促进局部血小板聚集、炎症和凝血反应。

微针穿刺引起的电位改变刺激成纤维细胞增殖[10]。所致机械性损伤可触发钾离子和多种蛋白质的释放，改变细胞间静息电位，诱导成纤维细胞迁移并刺激胶原和血管新生[6]。

研究证明微针治疗过程中 TGF-β3 的表达上调。TGF-β3 是一种抑制异常瘢痕形成的细胞因子，其上调可促进 I 型胶原蛋白的基因表达，也可提高血管内皮生长因子、成纤维细胞生长因子和表皮生长因子的水平[11-13]。组织学研究显示微针治疗后表皮层厚度出现显著变化。小鼠随机对照实验发现，相比对照组，微针疗法联合维生素 A 和维生素 C 治疗后小鼠的表皮层增厚达到 140%～685%（差异具有统计学意义）[13-14]。学者们认为这是微针疗法有效改善瘢痕和显著促进皮肤年轻化的原因之一。

一项纳入 480 名患者的人体研究显示，微针疗法联合维生素 A 和维生素 C 治疗后发生棘层增厚，效果最长可维持 1 年[8, 15]。

人体组织活检显示，6 次微针治疗后出现 I、III 和 VII 型胶原蛋白以及弹性蛋白增加，10 次微针治疗后出现 I 型胶原蛋白和弹性蛋白水平的升高持续达 6 个月之久。治疗后黑素细胞数量无明显变化。

上述研究证实微针疗法可安全应用于肤色较深的患者[8, 15]。微针疗法适用于所有皮肤类型的患者，具有较高的安全性和有效性，有利于在医美领域推广和应用。

微针器械

现代微针治疗器械包括滚轮微针、印章式微针和笔式微针。在过去的 10 年里，微针治疗器械得到各种改进和完善。目前，基于针长、滚轮设计以及自动化，出现多种可供选择的治疗器械。迄今为止，FDA 已批准上市 5 种笔式微针。医生和操作人员在选择使用器械时需要考虑针长、材质和临床适应证等重要因素[9]。

笔式微针

多数笔式微针采用一次性无菌针头，针长可调，基于患者皮肤的个体化特征和治疗区域设计治疗方案。笔式微针为自动化出针，医生可根据设计的治疗方案调整针长以及治疗时的进针力度和深度，使治疗更为均匀（图 1.3）[16]。

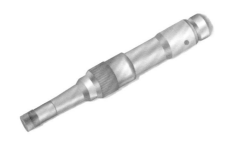

图 1.3　笔式微针：使用一次性针头，可调节进针长度与频率（图片来源：Sakurra / Shutterstock ）

笔式微针的手具可重复使用，而且多数微针手具外覆一次性保护套。操作器械的微针头一次性使用（消耗品）。可根据其大小、形状不同选择适合治疗凹陷和狭窄区域（如眼周、鼻翼和口周区域）的微针头。多数器械装有可充电电池，可选择两种工作模式（以振动盖章方式）：高速模式（700 转 / 分）与低速模式（412 转 / 分）[17]。

印章式微针

印章式微针在 20 世纪 90 年代末被广泛应用，最近重新成为关注的热点。目前的印章式微针通常具有微型中空结构，使用时可直接通过其微室进行美塑治疗。印章式微针针长范围为 0.2 ~ 3 mm，直径 0.12 mm，适用于瘢痕及解剖表面积较小、更需要控制操作的部位，如眼周、鼻部和口周部位，也可用于局限性瘢痕和皱纹的治疗（图 1.4 ）[3, 19-21]。

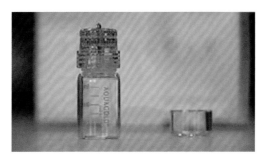

图 1.4　印章式微针：针长固定，装有定制的微针治疗导入瓶（图片来源：Aquavit Pharmaceuticals, Inc ）

滚轮微针

滚轮微针的圆柱形滚筒表面嵌有数量众多的尖细锐针，可在皮肤上以一定角度刺入。滚轮微针非可调性，对于每个使用的滚轮微针均具有相同的参数。与笔式微针不同，治疗时无法对滚轮微针进行机械性调节。滚轮的质量同样至关重要。近年来，家用滚轮微针受到患者的关注，但应首先考虑微针的质量。微针卡顿或松动都有可能造成皮肤的划伤和异物反应（包括但不限于肉芽肿）。

滚轮微针最重要的因素是针长。高的长度/直径比率（13∶1）是微针质量优良的重要特征 [9]。应基于微针治疗的适应证选择患者个体化治疗的针长。对于痤疮及其他瘢痕的常规治疗，普遍采用 1.5～2 mm 针长。当治疗皮肤老化及皱纹时，通常推荐选择 0.5 mm 或 1 mm 针长 [18]。为达到最佳疗效，医生还应基于皮肤表皮层和真皮层的厚度选择合适的针长。微针治疗的频率（间隔时间）取决于治疗的适应证以及所用皮肤滚轮器械的针长。微针疗法通常需要多次疗程治疗，一般建议采取连续疗程治疗。

Anastassakis 在皮肤滚轮微针分类中描述过 5 种通过 FDA 注册的基础型医用微针类型，目前多数滚轮式的微针器械都是从这些基本类型中迭代而来 [18]。

基于滚轮微针的结构和力学设计，治疗时应以 90° 角或垂直于皮肤方向刺入以确保更深度进针。Fernandes 的研究表明，滚轮微针治疗时表皮层结构保持完整性，仅在皮肤浅表层形成间隔分布且数量庞大的约 4 个细胞宽度的微通道 [4]。操作人员的技术水平会对疗效产生重要影响。如果操作不当、施力过大或速度过快，均有可能造成表皮层的裂损。基于材质、针长、针径以及微针的总数，滚轮微针为操作人员提供了多样化的选择。滚轮微针的质量同样是选择合适操作器械时重要的考量因素。

滚轮微针针长一般为 0.2～3 mm，直径大于 0.25 mm，材质种类繁多，包括不锈钢、钛、银和金等。其中，不锈钢是最常见的针材类型；而银和金材质均具有抗菌属性，可降低过敏反应发生的风险；钛金属可维持针体较长时间的尖锐状态，不易钝拙（图 1.5）。

DermaFrac

DermaFrac 是一种联合微晶磨削术（microdermabrasion）、微针疗法、

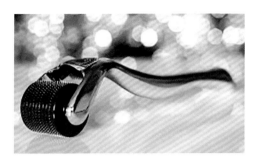

图 1.5　固定针长的现代滚轮微针，其中部分微针类型可采用高压灭菌处理（图片来源：marcinm111 / Shutterstock）

深层组织精华液同步导入仪和发光二极管（light emitting diode，LED）的最新改良版微针治疗设备。DermaFrac 的应用范围包括：老化和光损伤皮肤、痤疮、毛孔粗大、肤色不均、皱纹、细纹、色素沉着和浅表瘢痕。当采用全模式（4 种）进行全面部治疗时，操作时长大约需持续 45 min。这是一种休工期短、成本效益高的无创治疗技术，可同时选择个体化活性精华导入（图 1.6）[21]。

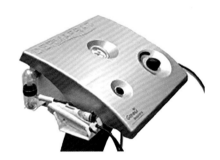

图 1.6　DermaFrac™：可同时进行导入的微针治疗设备，治疗后可进行 LED 光治疗（图片来源：Genesis Biosystems，Inc）

临床思考

　　微针疗法不仅适用于皮肤年轻化的改善，其应用范围已扩展至皮肤病学和美容医学等多个领域，包括痤疮瘢痕、脱发、色素沉着异常、膨胀纹以及其他适应证。微针疗法可单独使用，也可联合其他治疗技术应用，如化学剥脱术、富血小板血浆、射频技术、皮下分离术、剥离提升术和激光技术。同时，微针疗法还常联合局部复配产品一起使用，从而增强其透皮吸收和作用效果。

微针疗法有助于安全地将药物通过角质层而有效递送至表皮深层和真皮层。该治疗技术已经应用于烧伤患者及皮肤年轻化的治疗，促进药妆品递送至更深层组织。至关重要的是，应谨慎选择递送的外用产品，避免诱发炎症和肉芽肿。

总结

微针疗法是皮肤科和医学美容领域普遍应用的一项治疗技术。自 20 多年前首款皮肤滚轮微针（dermaroller）问世以来，微针技术和器械不断得到迭代和完善。因此，在过去数年里，微针疗法在皮肤科和医学美容领域应用的适应证不断得到扩展。

循证医学证据表明，微针疗法可安全应用于多种皮肤类型相关的适应证治疗，是一种疗效确切的治疗技术。由于微针疗法可有效避免其他表皮破坏治疗技术所导致的瘢痕形成和色素沉着发生的风险，因此特别适用于 Fitzpatrick Ⅳ 型和 Ⅴ 型皮肤分型的患者。随着微针技术的不断迭代，适用范围的不断扩大，微针疗法有望创造更高的临床应用价值。

参考文献

1　Orentreich DS, Orentreich N. Subcutaneous incisionless (subcision) surgery for the correction of depressed scars and wrinkles. Dermatol Surg. 1995; 21: 543-549. [PubMed: 7773602]

2　Bahuguna A. Micro needling-Facts and Fictions. Asian J Med Sci. 2013; 4: 1-4.

3　Camirand A, Doucet J. Needle dermabrasion. Aesthet Plast Surg. 1997; 21: 48-51. [PubMed: 9204168]

4　Fernandes D. Minimally invasive percutaneous collagen induction. Oral Maxillofac Surg Clin North Am. 2006; 17: 51-63. [PubMed: 18088764]

5　Falabella AF, Falanga V.Wound healing. The Biology of the Skin. Parethenon: New York; 2001. pp. 281-299.

6　Fabbrocini G, Fardella N, Monfrecola A, et al. Acne scarring treatment using skin needling. Clinical and Experimental Dermatology. 2009; 34: 874-879.

7　Majid I, Sheikh G, September PI. Microneedling and its applications in dermatology InPrime. 7. Vol. 4. London: Informa Healthcare; 2014. Sep 15, pp. 44-49.

8　Aust MC, Fernandes D, Kolokythas P, et al. Percutaneous collagen induction therapy. An alternative treatment for scars, wrinkles, and skin laxity. Plast Reconstr Surg. 2008; 121: 1421-1429.

9　Nair PA, Arora TH. Microneedling using dermaroller: A means of collagen induction therapy. GMJ. 2014; 69: 24-27.

10　Jaffe L. Control of development by steady ionic currents. Fed Proc. 1981; 40: 125-127.

11　Aust MC, Reimers K, Gohritz A, et al. Percutaneous collagen induction. Scarless skin rejuvenation: fact or fiction? Clin Exp Dermatol. 2010 Jun; 35(4): 437-439.

12　Murata H, Zhou L, Ochoa S, et al. TGF-beta 3 stimulates and regulates collagen synthesis through TGF-beta-dependent and independent mechanisms. J Invest Dermatol. 1997; 108: 258-262.

13　Aust MC, Reimers K, Kaplan HM, et al. Percutaneous collagen induction regeneration in place of cicatrisation? J Plast Reconstr Aesthet Surg. 2011; 64: 97-107.

14　Zeitter S, Sikora Z, Jahn S, et al. Microneedling: Matching the results of medical needling and repetitive treatments to maximize potential for skin regeneration. Burns. 2014; 40: 966-973.

15　Aust MC, Knobloch K, Vogt PM. Percutaneous collagen induction as a novel therapeutic option for Striae distensae. Plast Reconstr Surg. 2010; 126: 4.

16　McCrudden MT, McAlister E, Courtenay AJ, et al. Microneedle applications in improving skin appearance. Exp Dermatol. 2015; 24: 561-566.

17　Arora S, Gupta BP. Automated microneedling device-A new tool in dermatologist's kit-A review. J Pak Med Assoc. 2012; 22: 354-357.

18　Anastassakis K. The Dermaroller Series. [Last accessed June 22, 2016] http: //www. mtoimportadora. com.br/site_novo/wp.content/uploads/2014/04/Dr.-Anastassakis-Kostas.pdf.

19　Bhardwaj D. Collagen induction therapy with dermaroller. Community Based Med J. 2013; 1: 35-37.

20　McCrudden MT, McAlister E, Courtenay AJ, et al. Microneedle applications in improving skin appearance. Exp Dermatol. 2015; 24: 561-566. [PubMed: 25865925]

21　Lewis W. Is microneedling really the next big thing? Wendy Lewis explores the buzz surrounding skin needling. Plast Surg Pract. 2014; 7: 24-28.

第2章 皮肤微针治疗历史

Desmond Fernandes 著

简介

我首次进行针刺治疗始于 1994 年，之后逐渐迭代，采用单针锐针平行穿刺上唇部皮肤深层，从而改善唇部皱纹。这种水平方向的针刺治疗不同于 Orentreich 治疗深部痤疮瘢痕和皱纹所采用的皮下分离术（subcision）[1]。我于 1996 年在台北举行的国际美容整形外科学会（ISAPS）会议上介绍了应用微针治疗的 2 年临床实践经验。1997 年，我在开普敦行医时首次对 20 名志愿者进行皮肤针刺治疗研究（即目前的"微针疗法"），患者适应证包括痤疮瘢痕、烧伤后瘢痕和细纹。

Camirand 和 Doucet 在其论著中对微针疗法进一步迭代，采用垂直方向穿刺皮肤治疗线性瘢痕（例如面部提升术后瘢痕）[2]。1997 年在圣保罗举行的 ISAPS 会议上，与会学者对该治疗方法进行了交流和讨论。受到 Camirand 研究的启发，我首次使用文身枪治疗烧伤后瘢痕、皱纹和痤疮瘢痕（类似目前常见的笔式微针）。然而这种治疗技术进行全面部治疗时费时、费力，穿刺深度并不理想，而且每次穿刺所形成损伤的间距过近，容易加重损伤。这促使我设计开发出一种滚轮器械，以降低微针治疗操作时的技术难度，并提高治疗的有效性和安全性。

我认为微针治疗的再生效应源于自体生长因子诱发的"炎症"级联反应，特别是 TGF-β3，Ferguson 及其团队将其描述为再生因子 [3]。微针穿刺后会诱导形成正常的细胞外基质，替代原有老化或瘢痕组织中的异常胶原蛋白。组织学研究证实，微针治疗后，皮肤正常交织排列的胶原蛋白与垂直排列的弹性蛋白含量均有所增加。此外，联合外用维生素 A 能够进一步刺激释放生长因子，进而促进瘢痕和光老化皮肤的新生重建[4-6]。

Matthias Aust 教授于 2003 年和我交流后，对皮肤微针疗法产生了浓厚的兴趣，并决定在德国汉诺威医学院进行相关研究。随后，Matthias Aust 教授于 2004 年发现了血小板源性生长因子对大鼠表皮层和真皮层细胞外基质具有再生作用，并于 2008 年发表相关研究结果[7]。

目前，皮肤微针疗法被认为是治疗瘢痕或衰老皮肤安全性很高的技术。我们需要关注临床治疗操作时长，以及操作时可联合使用增强治疗效果的功效性成分。在现阶段，外用涂抹式的维生素 A 和维生素 C 似乎是联合微针治疗的最佳功效性成分，也有研究建议联合使用含有特定活性肽类的涂抹式产品。

本章内容重点是皮肤微针治疗的发展历史。由于是我率先将微针疗法引入皮肤治疗领域，并引起了学术界的关注与讨论，因此本章对微针疗法历史的介绍包括大量我的个人经历。

我于 1994 年开始从事皮肤微针治疗相关的临床研究，同时试图探索外用维生素 A 导致皮肤年轻化的机制。我认为相关作用机制一定涉及生长因子的调控通路。同时，我也研究上唇皱纹 / 沟槽治疗的相关临床难点。这些上唇皱纹类似位于皮肤浅层和深层皮肤之间的瘢痕。我于是提出设想：如果能利用单针反复隧穿唇周皱纹下方的纤维组织，进行充分的穿刺，原本皮损处皮肤组织和肌肉组织中"挛缩"的纤维组织便会得到松解，从而抚平上唇原有的皱纹。实际上，该治疗技术是皮肤微针疗法的首次迭代，我将其命名为水平微针疗法（horizontal needling）。目前，我仍然将这种治疗技术与垂直微针疗法（vertical needling）联合使用。

我只是简单地使用单针进行前后反复穿刺治疗，在治疗区皮肤下形成大量"微通道"，从而在上唇皱纹皮下更深部组织的纤维束形成穿孔并发生断裂。

具体治疗过程为：使用 15 G 带有小切割刀的单针横向刺穿上唇皮肤，然后紧贴皮下均匀地水平向前和向后刺穿。该操作过程与 Orentreich 描述的皮下分离术并不相同，可以将瘢痕或皱纹中的皮肤完全与皮下组织切断[1]。我发现皮肤皱纹紧贴皮下存在致密区，因此我希望这种对纤维束的隧穿能够使凹陷的皮肤重新变得充盈。当时，我本以为治疗后会遗留瘢痕组织，但没想到能够诱导组织再生。

1996 年，我在台北举办 ISAPS 会议上介绍了关于皮肤水平微针治疗的临床经验。1997年，我在圣保罗遇到Andre Camirand博士，当时他提出可以通过"锐针损伤（needle abrasion）"来改善面部提升术后瘢痕（face-lift scars）[2]。具体操作为：使用带有扁平排列单针的文身枪对瘢痕进行损伤，穿刺深度为日常文身所需深度。我随后查阅了其论文中所提及的采用文身枪垂直刺穿皮肤来治疗面部提升术后瘢痕。这对我的启发很大，因为在此之前，我需要定期处理水平微针治疗后形成的皮下血肿，此时患者会出现口唇水肿和瘀斑，恢复期较长，患者依从性较差。而采用垂直微针治疗可以很好地规避上述问题。

1997年，我在开普敦行医时对20名志愿者进行了首次皮肤针刺治疗研究。研究证实了其良好的疗效，促使我将皮肤微针疗法进一步应用于烧伤后瘢痕和光老化皱纹的治疗。接受治疗的患者适应证包括痤疮瘢痕、烧伤后瘢痕和细纹。早期，所有患者的治疗几乎均是由我和Hilton Kaplan博士共同完成，我们试图解释获得的疗效。我和患者均能感受到皮肤微针治疗带来的明显改善，于是我继续开展相关研究工作，以进行更深入的探索并积累更丰富的临床治疗经验。

在研究外用维生素A使皮肤恢复活力的机制后，我得出结论：维生素A和皮肤微针治疗均会诱导生长因子的释放。Ferguson及其团队在预防瘢痕形成方面进行了大量研究，我深受其杰出研究成果的启发和影响[3, 8]。Ferguson及其团队发现TGF-β3是促进再生的主要生长因子。研究表明，TGF-β1和TGF-β2是损伤后常规愈合过程中促进瘢痕形成的主要生长因子，而TGF-β3仅短暂出现并在24 h内消失。在胚胎组织损伤愈合的过程中，TGF-β3、白介素10（IL-10）和透明质酸是主要的功能成分，而TGF-β1和TGF-β2维持时间较短，活性很快消失。Ferguson认为TGF-β3的参与会改变损伤愈合模式，促进无瘢痕愈合过程，即再生过程。他的研究成果让我印象深刻。皮肤微针治疗后血小板所释放的生长因子数量要远远超过维生素A刺激角质形成细胞所释放的生长因子数量。然而，上述情况下，我们仍需要更多维生素A刺激生长因子释放的证据，该假说被Shao等的研究所证实[5]。同时，维生素A也能显著促进透明质酸的合成[9, 11]。维生素A能够辅助改善瘢痕可能是由于透明质酸与TGF-β3的协同作用。

我首次使用文身枪对烧伤后瘢痕、皱纹和痤疮瘢痕进行皮肤针刺治疗时，采用的是和Camirand博士相同的文身枪（相当于目前常见的笔式微针）。我预见过可能发生的并发症风险，幸运的是，可能是由于我接受过专业的文身操作培训，并未出现相关的表皮层剥离。治疗目的仅是使进针深度达到真皮乳头层，促进真皮层血管新生。我发现类似的笔式微针器械在全脸治疗操作时非常费力，并且进针深度并不理想，针孔间距过近，容易造成过度损伤。我由此得出临床结论：微针长度需要足够长，能同时对浅层真皮乳头层和真皮网状层中的血管造成针刺损伤。为了减少微针刺入时的皮肤阻力，提高操作治疗的安全性，我将滚轮微针器械中的微针排布间隔调宽。

由于进针深度的目标是真皮网状层，即面部皮肤大约 1 mm 厚度，于是我于 1997 年设计出一系列针长在 1 ~ 3 mm 范围的滚轮微针。滚轮外形的操作器械使用更简便，并且安全性更高，治疗效果更佳。我于 1998 年申请设计专利，但是由于 Pistor 博士（美塑疗法之父）已于 20 世纪 50 年代设计出一款精致的嵌有 12 根不锈钢尖细微针的滚轮装置，并为其设计成果成功申请了专利，因此我的专利申请没有得到通过和批准。此外，我还设计出其他"电动式（patter）"或印章式的微针装置，但我主要使用滚轮微针器械进行治疗操作。

我的首例皮肤微针治疗是应用于改善上唇部皱纹。治疗前患者外涂含维生素 A 的产品 3 周，治疗时对其上唇部进行局部麻醉，采用针长 1 mm 笔式微针器械在其上唇部进行密集穿刺。患者治疗部位外贴接近肤色的微孔胶带贴遮盖，并继续使用含维生素 A 的产品局部外涂治疗部位。术后，患者局部出现明显的水肿。治疗大约 5 天后，患者移除微孔胶带贴，双唇部无明显损伤，仅有局部水肿。治疗 1 个月后，唇周皱纹获得肉眼可见的改善，但治疗效果未能达到预期目标。因此，我采取同样的针刺操作方式再次进行治疗，2 次疗程结束 1 个月后评估，我判定有必要继续第 3 次治疗以获得更好的改善效果。第 4 个月治疗结束时（3 次疗程后），唇周皱纹获得显著的改善。我注意到在该治疗过程中，微针治疗与激光治疗的疗效呈现时间不同，后者在治疗后 1 个月左右效果最好、最明显，而微针疗法是一个渐进性的、疗效逐月叠加的治疗过程，治疗结束后至少需要观察 6 个月才能逐渐呈现出最佳疗效。此后，皮肤的改善效果逐渐得到稳定。我对首例治疗的患者进行了术后长达 5 年的随访，并得出结论：合理治疗强度的微针治疗并联合使用含维生素 A 的功效性护肤品，可使皱纹改善效果至少维持 4 年以上，如图 2.1 所示。

我研究发现，使用笔式文身针刺器械治疗时微损伤间距容易过近，所

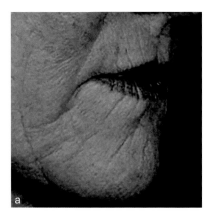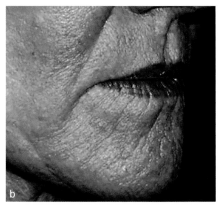

图 2.1　首例微针治疗长期随访效果。(a)治疗前 ;(b)治疗 4 年后 : 疗程次数 3 次，间隔 1 个月，其间连续外用维生素 A 和 C (图片来源 : Des Fernandes)

以容易加重炎症反应的症状和程度。而当开始使用滚轮微针治疗时，我发现即使微针穿刺的治疗强度较大，炎症反应也不会很严重。滚轮微针治疗数月之后，皮肤呈现出与使用笔式微针同样的改善效果。我同时发现经皮微针治疗可有效重塑真皮网状层，并刺激胶原蛋白和弹力纤维的合成。

美敦萨大学（Medunsa University ）的 Hugo Nel 博士对此新颖的治疗概念很感兴趣，随后展开了滚轮微针皮肤治疗的组织学研究，并将研究成果亲自告知我，其研究未观察到微针治疗后的皮肤结构存在常规瘢痕组织的证据，仅发现正常网状分布结构的胶原蛋白沉积。正常健康的真皮层胶原蛋白呈网状或晶格状且互不交联；而瘢痕组织中的胶原蛋白呈现出密集分布的特点（Ⅲ型胶原蛋白相互交联），胶原纤维束平行排列且相互交联。Hugo Nel 博士的研究首次证实皮肤微针治疗可促进正常组织再生而非形成瘢痕组织。该研究结果为我的观点提供了重要的证据支持，即微针疗法可诱导释放血小板源性生长因子（特别是 TGF-β3），并产生 Ferguson 所描述的组织再生效应。

滚轮微针治疗

迄今为止，滚轮微针是全面部、膨胀纹、深在性痤疮瘢痕和烧伤后瘢痕较为安全有效的治疗方法。而治疗线性瘢痕或新生瘢痕时一般不采用滚轮微针治疗，推荐使用笔式电动微针治疗。治疗上眼睑和下眼睑邻近部位时同样推荐使用笔式电动微针。皮肤科医生应该同时熟悉滚轮微针和电动微针的操作方法。与笔式电动微针相比，滚轮微针操作更简单，所需的培训时间更短。

　　医生可通过对各个方向进行前后滚动，或在施力均匀的情况下对同一方向进行重复滚动，从而实现微针穿刺损伤的均匀分布。治疗操作时，应该在保护皮肤完整性的情况下，尽可能进行密集的微针穿刺，从而最大程度促进血小板的释放和生长因子的分泌。通常情况下，当微孔间距过近时，微针再次刺入容易"滑进"之前的微孔中，使得原有微损伤加重，所以治疗时应使微孔间保持合理间距，避免因为微孔间距过近而造成过度损伤。微针直接刺入表皮层而非导致表皮层的剥离或移除，因此表皮层中仅存在穿刺后的局部损伤，其完整性得以保留，加速了损伤后的愈合。组织学研究证实，微针刺入时主要破坏细胞间的连接，将细胞之间相互分离，而非对细胞本身造成切割损伤，因此大部分细胞可避免被损伤或导致破裂。微针治疗过程中，表皮层（特别是角质层）的完整性会得到保护，只在皮肤表面遗留直径约 4 个细胞大小的微孔。常见微针穿刺深度为 1.5 ~ 2 mm，到达真皮层，因此治疗期间皮肤会出现短暂性出血，但出血情况很快能得到控制。

　　与大众对于微针治疗的传统印象不同，其治疗原理简单，即形成大量微孔，当微针离开皮肤时，不会对皮肤造成破坏或切割而导致产生明显的伤口。我曾非常仔细地研究过微针刺入的过程，并通过慢动作视频进行研究。当微针从皮肤滑出时，形变的皮肤组织表面向上回复，但随后由于滚轮微针沿相反方向滚动，微针在皮肤表面简单刺入并滑出。微针治疗过程中，血液只能经过微孔渗出，更多的血液（包括血小板）被遗留在皮肤内，促进损伤愈合和组织重建。同时，血小板源性生长因子含量与血小板数量呈正相关，血小板数量越多，血小板源性生长因子的浓度越高。皮肤真皮层形成大量微损伤（microbruises），激发生长因子的复杂级联反应，最终诱导新生胶原蛋白沉积。滚轮微针具有电动笔式微针无法比拟的优势，即微针在皮肤表面穿刺的过程中形成独特的微孔，仅造成真皮层中的许多小动脉被切割或刺穿。而使用印章式微针或笔式微针治疗时，微孔刺入会直接渗透到靶层次而刺破血管，增加血液从微孔中流出的可能性，导致真皮层中出血增多。印章式微针或笔式微针在针体垂直刺入的瞬间即刺破血管。

出血停止后，医务人员必须拭去皮肤表面的浆液性渗出物。可使用湿润的纱布拭子吸取大部分浆液性渗出物。由于皮肤水肿导致微孔闭合，表皮层细胞间连接变得紧密，皮肤表面渗出停止。然而，此时化学制品的经皮渗透率仍然较高，所以外用药物或产品时应选择安全的成分。表面浆液性渗出停止后，医务人员应清洁皮肤，然后涂抹含维生素 A 和维生素 C 的功效性产品[12]。微针治疗后无须其他特殊护理，然而我发现，微针治疗后即刻维持皮肤表面的弱酸性环境（低 pH 值）可增强疗效。

在我个人的临床治疗案例中，已有足够的组织学证据证实皮肤发生的再生效应。我认为在治疗瘢痕和光老化皮肤时，可通过医学干预促进组织再生而非形成瘢痕组织，这是医学史上首次发现人为干预可促进皮肤组织的再生。在此之前，所有其他的治疗方法如二氧化碳激光治疗或其他深度剥脱性治疗，其治疗目的主要是使瘢痕皮肤变得更加紧致和光滑。事实上，微针疗法也被称为经皮胶原蛋白诱导疗法（PCI），涉及多种生物活性物质（特别是 TGF-β3）的天然合成和释放，为改善瘢痕的治疗开辟了新的思路。

收集和整理足够的证据资料后，我于 1999 年 6 月在旧金山举行的国际整形重建及美容外科联合会（International Confederation for Plastic, Reconstructive and Aesthetic Surgery, IPRAS）会议上正式发表研究论文和报告演讲，与会专家将该研究成果誉为瘢痕治疗的突破性进展。虽然我在自己的研究报告中指出，所有患者均在治疗前持续外涂含维生素 A 的产品（0.025%～0.05% 维 A 酸）至少 3 个月，但很少有人意识到皮肤治疗前准备的重要性，因此在会议结束后的数月里，我收到来自数名医生的反馈，认为微针疗法并不能给皮肤带来明显的改善。当问及他们治疗前所使用的产品时，他们通常会说道：“得了吧，我们都知道护肤品没什么用。”而医生们忽视的另一个细节是：微针疗法必须达到足够的治疗强度才能获得显著的疗效。

我在世界各地的整形和美容外科会议上发表演讲，并应邀在 2002 年的《美容外科杂志》（Aesthetic Surgery Journal）上发表第一篇关于皮肤微针疗法的论文，这是一种继激光治疗后的创新性皮肤治疗方法[13]。在东京的一次会议上，我给 Andre Camirand 博士讲述了关于微针治疗中生长因子促进组织再生的假说。思考之后，他承认研究过程中忽略了某些细节。然而他当时重点关注的是小面积皮肤治疗后发生的变化，并得出结论：微针治疗过程中，黑素细胞可黏附于微针上并进行移植，从而实现色素的均匀分布，恢复正常肤色。

　　Matthias Aust 教授于 2003 年拜访我时对皮肤微针疗法产生了浓厚兴趣，并决定在德国汉诺威医学院进行相关研究。Aust 教授于 2004 年通过大鼠实验证实血小板源性生长因子可促进皮肤组织再生，并于 2010 年正式发表其研究成果[14]。我们还共同进行了一项临床试验，纳入的受试者超过 480 名，结果证实微针疗法可有效治疗皱纹、膨胀纹和瘢痕[15]。Aust 教授继续探索微针疗法在皮肤科的其他临床应用[7, 16-23]。他重点研究烧伤后瘢痕的治疗方法，并因在治疗烧伤后瘢痕方面作出的杰出贡献被授予欧洲烧伤协会金奖。我从 Aust 教授的研究成果中得到启发：由于 TGF-β3 表达上调仅可维持 2 周时间，因此可通过减少微针治疗的间隔时间从而提升疗效。于是我开始尝试不同的治疗频率，随后发现针长 1 mm 的微针治疗间隔时间可以为每周 1 次。我曾尝试在无表面麻醉的情况下进行针长 0.5 mm 的微针治疗，真皮乳头层未能出现理想的出血反应。而在表面麻醉过后采用 0.5 mm 针长进行足够强度的微针治疗可以出现预期的出血反应。但临床操作时，我倾向于选择针长 0.8 mm、0.9 mm 和 1 mm 微针，出血反应更明显，且患者无其他不适感。另外我发现，使用表面麻醉药（如 EMLA 等）可提高针长 1 mm 微针治疗的耐受性。临床操作时，医生必须根据实际情况对局部麻醉方法作出差异化调整，从而达到更好的麻醉效果。所有表面麻醉药需要保存在酸性环境中以保持其活性。然而，麻醉药只有在碱性条件下才能发挥药效。为此，我设计出一种专门的治疗方法，即在应用表面麻醉药之前，使用定制的产品使皮肤表面碱性化，以提高患者的麻醉效果。这样患者可接受更高强度的微针治疗，甚至可使用 3 mm 针长微针进行治疗。

　　我发现，每周 1 次的治疗频率仅适用于滚轮微针操作器械。采用笔式器械治疗时，患者容易出现明显的水肿和炎症反应，故该治疗方案的耐受性较差。另外，患者在表面麻醉后进行合理强度的微针治疗，一般在治疗后次日即可返回工作岗位。

　　Joe Niamtu 博士曾在澳大利亚听过我关于皮肤微针治疗的演讲，经他邀请，我发表了第 2 篇关于微创性胶原蛋白诱导（minimally invasive collagen induction）的文章[24]。意大利米兰的 Massimo Signorini 博士是最早研究微针疗法应用于光老化皮肤治疗的学者之一，他开始汇总其关于皮肤微针疗法的试验结果。随后不久，我们一起发表了相关研究成果[12]。早期，我和 Hilton Kaplan 博士在许多病例治疗中开展合作，后来他与来自加州的 Julie Kenner 博士于 2006 年在美国皮肤病学会（American Academy of Dermatology）会议上正式对外展示了我们多中心联合研究的学术成果。该研究成果引起广泛关注，同时滚轮微针的设计也开始被世界各地的许多公司接受和采用。

在微针疗法的早期研究阶段，我将血小板释放和血小板源性生长因子分泌后所诱导的一系列化学级联反应描述为皮肤损伤发生后的炎症反应阶段。目前我认为该表述并不准确，因为微针疗法不会引发机体的严重炎症反应。然而某些"专家"认为，我提倡的高频率微针治疗疗程会引起过度炎症反应，"破坏"固有的皮肤系统，并影响最终的治疗效果。我一直反复强调，在进行笔式微针治疗时，我和接受治疗的患者均没有观察到严重炎症反应的发生。而采用更高频率的治疗方案获得的疗效可以作为今后微针治疗的参考。在早期研究过程中，部分患者主动要求降低治疗频率，所接受的实际治疗频率低于我在治疗方案中推荐的疗程间隔，所以我同样可以获得对比性治疗的经验和结论。我可以客观地说，同样进行 6 次微针治疗（疗程间隔 1 个月）的治疗方案所取得的疗效逊于 5 周内完成治疗所取得的疗效（疗程间隔 5 ~ 6 天）。微针治疗诱发生长因子的级联愈合反应完全是由血小板源性生长因子所介导，与前列腺素和炎性因子介导的炎症反应无关。

我关于微针治疗的研究从 1998 年开始持续至今。我认为滚轮微针是治疗深在性瘢痕安全性较高的方法，激光治疗等医疗技术无法带来与之比拟的疗效。而笔式微针治疗在穿刺皮肤和瘢痕组织时未必能取得类似的疗效，在尝试同样针长的微针治疗时可能会对表皮层造成额外损伤。

我在研究过程中始终希望解决以下问题：

1. 各类瘢痕、皱纹和膨胀纹治疗适合的针长范围。
2. 治疗前后可联合使用的功效性成分。
3. 微针治疗合理的疗程间隔设置。
4. 如何在外科手术后即刻联合微针治疗以降低瘢痕形成的概率。

治疗过程中，医生需要判断进行微针治疗的最佳时机和最佳方式。可以选择在外科手术前（术前 1 周、术前 1 天，甚至手术前即刻）或手术后进行微针治疗。选择在手术后进行微针治疗需要在伤口闭合后即刻或在移除缝合线 / 敷料时进行。

微针治疗的另一应用领域是改善急性烧伤的预后。微针治疗可诱导释放多种生长因子，促进皮肤组织的再生，同时可提高局部免疫应答反应。这种组织再生机制可降低出现瘢痕挛缩的概率。皮肤移植供体部位进行微针治疗可降低瘢痕形成的风险，甚至有可能使同一供体部位皮肤再生。

微针治疗还可以应用于橘皮组织的治疗，经皮诱导胶原蛋白新生和组织重塑，使皮肤恢复紧致和光滑。

联合使用的功效性成分

维生素 A

我从 1982 年就开始进行维生素 A 相关的临床研究，证实维生素 A 可促进改善瘢痕，恢复皮肤正常外观，因此我在进行微针临床治疗时，要求所有患者在治疗前使用浓度递增的维生素 A 产品进行皮肤预处理。治疗前 3 个月左右，患者使用含有不同浓度（国际单位）的棕榈酸维 A 酯（retinyl palmitate）产品，即维 A 酸浓度范围为 0.025% ~ 0.1%。除此之外，我专门配制了一款国际单位浓度的维生素 A 面霜，以促进皮肤细胞 DNA 的活性。由于微针治疗过程还受成纤维细胞活性的影响，因此医生可在治疗前"刻意激活"成纤维细胞，提高成纤维细胞活性，增强微针治疗刺激修复重建的效果。我的临床研究结果证实，微针治疗前后均有必要联合外用维生素 A 功效性产品。维生素 A 能加速损伤愈合过程，使皮肤细胞功能恢复正常，并促进正常网状交联胶原蛋白的合成[5, 25-30]。

维生素 C

维生素 C 可有效促进正常结构胶原蛋白的合成和沉积，甚至激活与胶原蛋白合成相关的基因表达[31-35]。皮肤美容治疗的目的之一就是诱导胶原蛋白新生，因此临床治疗时患者应联合使用含有维生素 C 的产品[36-37]。我在治疗时通常选择使用含有抗坏血酸 - 四异棕榈酸酯（ascorbyl-tetraisopalmitate）配方的产品，这是目前已发现的刺激成纤维细胞最有效的维生素 C 类成分[38-40]。

联合使用的活性肽成分

大约 20 年前，有学者开创性地将棕榈酰五肽（Matrixyl）引入皮肤美容领域。近年来，美容类活性肽成分的应用得到研究者的关注和推广。我认为未来将会涌现出更多活性肽成分相关应用的研究，探索更加有效的创新性活性肽联合用药方法，以提高皮肤美容和治疗的效果（图 2.2 ）。

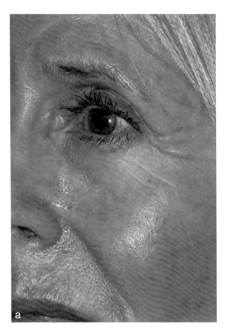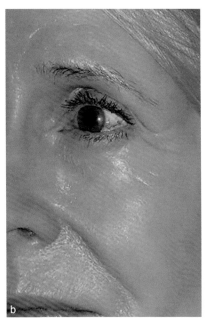

图2.2　67岁患者接受针长1 mm滚轮微针治疗，疗程次数6次，治疗过程长达5周，联合使用含有维生素 A、维生素 C 及特定活性肽产品（通过离子电渗疗法和低频超声促渗疗法导入）的长期疗效。(a)治疗前；(b)患者完成治疗后仍坚持皮肤护理。4 年后，患者皮肤得到明显改善，色斑数量减少，皮肤变得更光滑细腻（图片来源：Des Fernandes ）

微针治疗频率

　　汉诺威医学院的 Aust 教授曾对微针治疗频率进行探索性研究，其研究成果已得到学术界的普遍接受和认可。微针治疗频率的设置是一个极具争议性的问题，在此特别引用 Zeitter 教授的研究报告[41]。研究者对3 mm 针长、间隔 1 个月的治疗方案，与 1 mm 针长、间隔 1 周的治疗方案进行疗效对比，治疗次数均为 4 次。试验结果证实，疗程间隔 1 周的治疗方案疗效更显著，联合外用维生素 A 和维生素 C 后，皮肤厚度增加接近 4 倍。

总结

　　早期，医生们误认为微针疗法是一种器械简单、适应证不明确的治疗技术，容易使人联想到中世纪的酷刑。然而随着学者们的深入探索和持续研究，现在大家已认识到，皮肤微针治疗是一种性价比高、推广价值高的治疗手段，适用于皮肤修复或年轻化的基础性治疗，适合在世界各地推广。未来，皮肤微针疗法将会是皮肤治疗与美容领域中重要的治疗选择。

参考文献

1　Orentreich DS, Orentreich N. Subcutaneous incisionless (subcision) surgery for the correction of depressed scars and wrinkles. Dermatol Surg. 1995; 21(6): 543-549.

2　Camirand A, Doucet J. Needle dermabrasion. Aesthetic Plast Surg. 1997; 21(1): 48-51.

3　O'Kane S, Ferguson MW. Transforming growth factor beta s and wound healing. Int J Biochem Cell Biol. 1997; 29(1): 63-78.

4　Polcz ME, Barbul A. The Role of Vitamin A in Wound Healing. Nutr Clin Pract. 2019; 34(5): 695-700.

5　Shao Y, He T, Fisher GJ, et al. Molecular basis of retinol anti-ageing properties in naturally aged human skin in vivo. Int J Cosmet Sci, 2017. 39(1): 56-65.

6　Kafi R, Kwak HSR, Schumacher WE, et al. Improvement of naturally aged skin with vitamin A (retinol). Arch Dermatol. 2007; 143(5): 606-612.

7　Aust MC, Fernandes D, Kolokythas P, et al. Percutaneous collagen induction therapy: an alternative treatment for scars, wrinkles, and skin laxity. Plast Reconstr Surg. 2008; 121(4): 1421-1429.

8　Shah M, Foreman DM, Ferguson MW. Neutralisation of TGF-beta 1 and TGF-beta 2 or exogenous addition of TGF-beta 3 to cutaneous rat wounds reduces scarring. Journal of Cell Science. 1995; 10(Pt 3): 985-1002.

9　Saavalainen K, Pasonen-Seppänen S, Dunlop TW, et al. The human hyaluronan synthase 2 gene is a primary retinoic acid and epidermal growth factor responding gene. J Biol Chem. 2005; 280(15): 14636-14644.

10　Chen S, Beehler B, Sugimoto G, Tramposch KM. Effects of all-trans retinoic acid on glycosaminoglycan synthesis in photodamaged hairless mouse skin. J Invest Dermatol. 1993; 101(2): 237-239.

11　King IA. Increased epidermal hyaluronic acid synthesis caused by four retinoids. Br J Dermatol. 1984; 110(5): 607-608.

12　Fernandes D, Signorini M. Combating photoaging with percutaneous collagen induction. Clin Dermatol. 2008; 26(2): 192-199.

13　Fernandes D. Percutaneous collagen induction: an alternative to laser resurfacing. Aesthet Surg J. 2002; 22(3): 307-309.

14　Aust MC, Reimers K, Gohritz A, et al. Percutaneous collagen induction. Scarless skin rejuvenation:

fact or fiction? Clin Exp Dermitol. 2010; 35(4): 437-439.

15　European Academy of Dermatology and Venereology Congress. Photodamaged skin: clinical management with topical tretinoin. Proceedings of a satellite symposium to the 1st congress of the European Academy of Dermatology and Venereology. Florence, 26 September 1989. in J Int Med Res. 1990.

16　Aust MC, Reimers K, Repenning C, et al. Percutaneous collagen induction: minimally invasive skin rejuvenation without risk of hyperpigmentation - fact or fiction? Plast Reconstr Surg. 2008; 122(5): 1553-1563.

17　Aust MC, Reimers K, Vogt PM. Medical needling: improving the appearance of hypertrophic burn scars. GMS Verbrennungsmedizin. 2009; 3: Doc 03.

18　Aust MC, Knobloch K, Gohritz A, et al. Percutaneous collagen induction therapy for hand rejuvenation. Plast Reconstr Surg. 2010; 126(4): 203e-204e.

19　Aust MC, Knobloch K, Vogt PM. Percutaneous collagen induction therapy as a novel therapeutic option for Striae distensae. Plast Reconstr Surg. 2010; 126(4): 219e-220e.

20　Aust MC, Reimers K, Kaplan HM, et al. Percutaneous collagen induction-regeneration in place of cicatrisation? J Plast Reconstr Aesthet Surg. 2010.

21　Aust MC, Reimers K, Kaplan HM, et al. Percutaneous collagen induction-regeneration in place of cicatrisation? J Plast Reconstr Aesthet Surg. 2011; 64(1): 97-107.

22　Aust MC, Bathe S, Fernandes D. Illustrated guide to percutaneous collagen induction: Basics, Indications, Uses. 2013. United Kingdom: Quintessence Publishing.

23　Aust MC, Walezko N. Acne scars and striae distensae: Effective treatment with medical skin needling. Hautarzt. 2015; 66(10): 748-752.

24　Fernandes D. Minimally invasive percutaneous collagen induction. Oral Maxillofac Surg Clin North Am. 2005; 17(1): 51-63.

25　Kang S. The mechanism of action of topical retinoids. Cutis. 2005; 75(2 Suppl): 10-3; discussion 13.

26　Sorg O, Kuenzli S, Kaya G, Saurat JH. Proposed mechanisms of action for retinoid derivatives in the treatment of skin aging. J Cosmet Dermatol. 2005; 4(4): 237-244.

27　Griffiths CE. The role of retinoids in the prevention and repair of aged and photoaged skin. Clin Exp Dermatol. 2001; 26(7): 613-618.

28　Sorg O, Antille C, Kaya G, Saurat JH. Retinoids in cosmeceuticals. Dermatol Ther. 2006; 19(5): 289-296.

29　Antille C, Tran C, Sorg O, Saurat JH. Penetration and metabolism of topical retinoids in ex vivo organ-cultured full-thickness human skin explants. Skin Pharmacol Physiol. 2004; 17(3): 124-128.

30　Antille C, Tran C, Sorg O, et al. Vitamin A exerts a photoprotective action in skin by absorbing ultraviolet B radiation. J Invest Dermatol. 2003; 121(5): 1163-1167.

31　Pinnell SR, Murad S, Darr D. Induction of collagen synthesis by ascorbic acid. A possible mechanism. Arch Dermatol. 1987; 123(12): 1684-1686.

32　Geesin JC, Darr D, Kaufman R, et al. Ascorbic acid specifically increases type I and type III procollagen messenger RNA levels in human skin fibroblast. J Invest Dermatol. 1988; 90(4): 420-424.

33　Geesin JC, Hendricks LJ, Gordon JS, Berg RA. Modulation of collagen synthesis by growth factors: the role of ascorbate-stimulated lipid peroxidation. Arch Biochem Biophys. 1991; 289(1): 6-11.

34　Nusgens BV, Humbert P, Rougier A, et al. Topically applied vitamin C enhances the mRNA level of collagens I and III, their processing enzymes and tissue inhibitor of matrix metalloproteinase 1 in the human dermis. J Invest Dermatol. 2001; 116(6): 853-859.

35 Duarte TL, Cooke MS, Jones G. Gene expression profiling reveals new protective roles for vitamin C in human skin cells. Free Radic Biol Med. 2009; 46(1): 78-87.

36 Tajima S, Pinnell SR. Ascorbic acid preferentially enhances type I and III collagen gene transcription in human skin fibroblasts. J Dermatol Sci. 1996; 11(3): 250-253.

37 Moores J. Vitamin C: a wound healing perspective. Br J Community Nurs, 2013; Suppl: S6, S8-11.

38 Machado NCF, Dos Santos L, Carvalho BG, et al. Assessment of penetration of Ascorbyl Tetraisopalmitate into biological membranes by molecular dynamics. Comput Biol Med. 2016; 75: 151-159.

39 Campos PM, Goncalves GM, Gaspar LR. In vitro antioxidant activity and in vivo efficacy of topical formulations containing vitamin C and its derivatives studied by noninvasive methods. Skin Res Technol. 2008; 14(3): 376-380.

40 Gaspar LR, Maia Campos PMBG. Photostability and efficacy studies of topical formulations containing UV-filters combination and vitamins A, C and E International Journal of Pharmaceutics. 343(1-2).

41 Zeitter S, Sikora Z, Jahn S, et al. Microneedling: Matching the results of medical needling and repetitive treatments to maximize potential for skin regeneration. Burns: Journal of the International Society for Burn Injuries. 2014; 40(5): 966-973.

第3章 微针疗法应用于烧伤后瘢痕治疗

Matthias Aust, Desmond Fernandes, Richard Bender　著

简介

烧伤后瘢痕畸形的患者经常要求对其畸形瘢痕的皮肤外观进行美学改善和修复功能障碍等并发症。临床现有多种医疗技术用于治疗烧伤后瘢痕；但如今，外科医生仍在探索一种成本较低、疗效良好的微创性治疗方法，以弥补和完善现有烧伤后瘢痕的防治策略。

非手术疗法是病理性瘢痕防治的主要措施之一，常用的非手术疗法包括硅酮贴剂和加压疗法。除此之外，烧伤后瘢痕的治疗还可采用糖皮质激素局部封闭注射等微创性治疗技术。对于挛缩畸形或外观严重异常的烧伤后瘢痕，外科医生通常选择进行手术治疗，如瘢痕切除术、W 或 Z 字成形术以及带蒂或游离皮瓣移植术。同时，其他局部治疗方法也可用于烧伤后瘢痕的治疗以提高疗效，如激光换肤术、皮肤磨削术和深度化学剥脱术。

上述治疗方法均具有共同的特点：属于剥脱性治疗，即通过部分或完全剥离并移除表皮层，促进细胞更新与组织重塑，从而改善瘢痕外观，然而这样做存在遗留真皮层瘢痕的风险，而且组织坏死会导致发生炎症反应。当治疗累及真皮深层瘢痕时，上述治疗方法就可能对表皮层造成严重破坏，导致愈后表皮层变薄，表皮嵴变得扁平，平行排列的异常瘢痕胶原蛋白沉积，皮肤局部再次形成新的瘢痕[1-3]。此外，上述治疗过程中，皮肤免疫应答能力降低，感染风险增加[4]。

医生正在探寻其他更理想的瘢痕治疗方法，从而避免表皮层的剥脱，最好能通过诱导无瘢痕损伤愈合相关生长因子的表达，促进网状交联的、正常生理结构的真皮层胶原蛋白合成与沉积，以最终新生皮肤。换言之，病理性瘢痕的理想治疗方法是：既能修复皮肤外观明显挛缩畸形的瘢痕，

也能促进更为健康且解剖学外观和功能正常的皮肤再生。

近年来已有大量研究成果证实，"经皮胶原蛋白诱导疗法"或"微针疗法"可在很大程度上改善病理性瘢痕，获得理想的治疗效果[5-7]。微针疗法是一种微创性、非剥脱治疗技术，通过促进生理性的胶原蛋白、纤连蛋白和糖胺聚糖的合成，减少瘢痕中异常胶原数量，诱导真皮层重塑，从而改善皮损处皮肤的结构和功能。微针治疗后表皮层明显增厚，角质层锁水能力完全修复，经皮水丢失（transepidermal water loss）减少。

大约 20 年前，Camirand 和 Doucet 证实，临床通过使用文身枪进行简单的"锐针损伤（needle abrasion）"，可显著改善患者的术后色素脱失性瘢痕的外观和质地[8]。此前，Orentreich 曾提出，"皮肤微针治疗或皮下分离术"适用于皮肤瘢痕和皱纹的改善，是皮肤美容与治疗领域一种新颖的治疗方法[9]。基于前人的研究成果，Fernandes 进一步改良了经皮胶原蛋白诱导疗法[10]。学者们在过去 15 年里对该项治疗技术进行了针对性的研究，目前已取得突破性的科研数据和成果，证明了皮肤微针治疗的经皮胶原蛋白诱导作用原理及其临床应用的安全性和有效性[5, 7, 11-15]。

科研成果

作用原理

烧伤后瘢痕的微针治疗是利用特定针长（一般 3 mm）的滚轮微针对烧伤后瘢痕进行反复穿刺，穿刺深达真皮层深层瘢痕组织，造成治疗区真皮深层皮肤的出血（图 3.1）。

滚轮微针在瘢痕表面主要沿纵向、对角、横向三个方向进行反复穿刺，以获得均匀分布的穿刺损伤。根据瘢痕的个体差异和严重程度，治疗操作过程大概持续 30 min 或更长时间。手持滚轮微针治疗操作过程中应保持施力均匀，每次滚动保持方向一致以避免剪切力造成微孔扩大和皮肤过度损伤。所用操作器械为实体的、非中空的滚轮微针。因此，微针穿刺皮肤时，主要作用是使得皮肤细胞分离而非对细胞造成损伤和破坏（图 3.2）。微针穿透深度达到真皮层 2~3 mm，真皮层内产生数以千计的微损伤通道和局部出血。部分血液沿微孔道渗出，造成皮肤表面的出血性外观。微针治疗最核心的出血现象主要发生于真皮层内，但操作人员可通过皮肤表面的出血情况对真皮层的穿刺深度及治疗强度进行判断和评估。

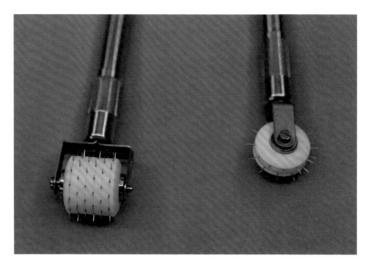

图 3.1　微针治疗器械（图片来源：Matthias Aust）

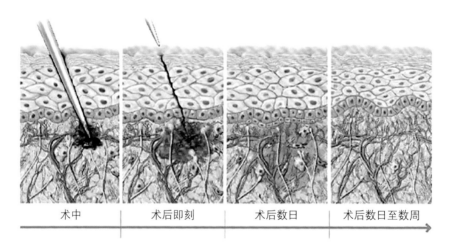

术中　　　术后即刻　　　术后数日　　　术后数日至数周

图 3.2　微针治疗诱发损伤愈合级联反应示意图。微针穿透表皮层并造成真皮层内部分血管损伤。微针离开皮肤后，微通道自行关闭。治疗后次日的组织学结果已观察到微通道闭合，数日后可见 I 型胶原蛋白和弹性蛋白的新生

诱发损伤愈合级联反应

　　微针治疗可诱发与常规创面愈合机制并不一致的生理性损伤愈合级联反应。常规创面愈合过程主要由转化生长因子（TGF）-β1 和 TGF-β2 介导，

TGF-β3 短暂存在并很快消失，最终创面形成并遗留瘢痕组织。微针治疗的愈合过程主要由 TGF-β3 介导，诱导形成瘢痕组织的 TGF-β1 和 TGF-β2 存在时间较短，最终促进创面的无瘢痕愈合反应和组织再生[16]。皮肤微针治疗所诱导的愈合过程是一个新的（尚未被认知的）再生性愈合反应，愈合过程和愈合结局与创伤后炎症级联反应并不一致，其可诱导血小板、角质形成细胞和中性粒细胞释放多种生长因子，包括血小板源性生长因子（PDGF）、成纤维细胞生长因子（FGF）、血管内皮生长因子（VEGF）、组织生长因子以及 TGF-α 和 TGF-β，并诱导成纤维细胞和角质形成细胞迁移至微损伤处[17]，同时促进合成真皮层结构性组成成分，包括胶原蛋白、弹性蛋白和纤连蛋白。微针治疗诱发的无瘢痕愈合过程与产生瘢痕的常规创面愈合过程之间的差异就在于上述生长因子的调节作用。

TGF 调节作用与 I 型胶原蛋白合成

微针疗法所诱导的组织修复和再生机制涉及 I 型胶原蛋白的合成。正常皮肤中网状交联的生理性 I 型胶原蛋白比例较高，而瘢痕组织中平行走向的胶原蛋白中 Ⅲ 型胶原蛋白的比例较高。经典的外科创面愈合过程中 TGF-β3 短暂合成，并在损伤后 24 h 内基本消失。研究已证实，常规创面愈合中瘢痕的形成是源于 TGF-β1 和 TGF-β2 的过度表达。相反，胎儿期的创面愈合过程中 TGF-β1 和 TGF-β2 表达水平最低，而局部 TGF-β3 含量丰富，从而诱导创面的无瘢痕愈合[1, 5, 16, 18]。

微针疗法所诱导的损伤愈合过程与常规创面愈合之间最大的差异即 TGF-β1、β2 和 β3 的表达水平。微针治疗后数天内，TGF-β1 和 β2 表达水平显著下调，而 TGF-β3 呈现出高表达，甚至超过微损伤愈合初期的表达水平[7, 13]。详细证据体现于微针治疗后 I 型胶原蛋白的含量显著增加（图 3.3 ～ 3.5）。皮肤微针治疗的研究证实，2 个月后 TGF-β3 表达水平逐渐回归正常。Ferguson 及其团队提出，由于愈合后期 TGF-β3 的含量并未持续性增加，故愈合初期 TGF-β3 的浓度显著上调可能是无瘢痕创面愈合最关键的影响因素，而非 TGF-β3 高水平表达的持续时间[19]。目前尚无相关人体研究的证据证实当微针治疗间隔时间缩短时，TGF-β3 表达上调且在愈合阶段浓度持续升高（源自 Fernandes 人物专访）。

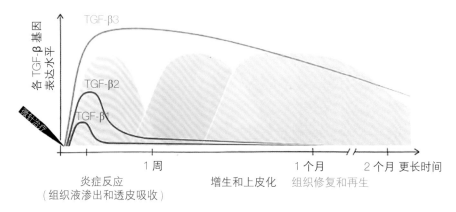

图 3.3   实验动物微针治疗后 TGF-β1、β2 和 β3 表达水平差异的微阵列分析。微损伤持续诱导 TGF-β3 基因表达，其表达水平甚至超过损伤愈合初期，而 TGF-β1 和 β2 表达水平在治疗后第 2 周即开始下调

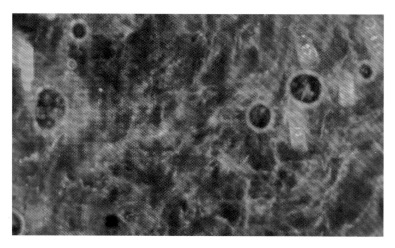

图 3.4   Ⅰ 型胶原蛋白可视化的免疫荧光染色：应用靶向结合 Ⅰ 型胶原蛋白的抗体（Alexa488）和 DAPI 进行染色，空白对照组的动物真皮层内未见抗体染色反应（图片来源：Matthias Aust）

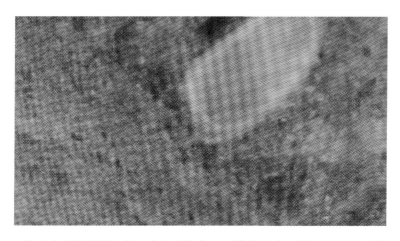

图 3.5　针对 I 型胶原蛋白的免疫组化染色。对微针治疗 8 周后的动物皮肤活检样本使用不含第一抗体的染色剂染色。基于荧光亮度可知，与对照组相比，治疗组 I 型胶原蛋白数量明显增加（图片来源：Matthias Aust）

皮肤弹性增加

　　微针治疗可诱导释放内源性 FGF 生成，促进成纤维细胞增生，改善皮肤弹性。如图 3.6 和图 3.7 所示，微针治疗后弹性蛋白含量明显增加。

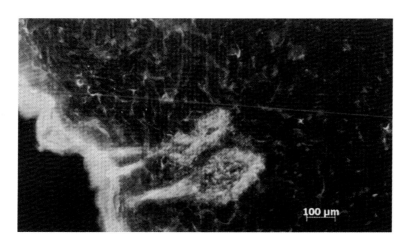

图 3.6　对照组动物皮肤组织弹性蛋白免疫组化染色（免疫荧光可视化），使用靶向弹性蛋白的抗体（Alexa488）和 DAPI 对皮肤活检样本染色。未接受微针治疗的动物真皮层内无抗体染色反应（图片来源：Matthias Aust）

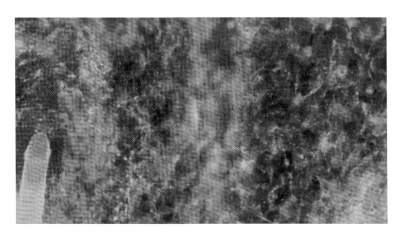

图 3.7 弹性蛋白皮肤组织免疫组化染色，微针治疗 8 周后动物皮肤活检样本中未使用抗体染色。基于荧光亮度可知，与对照组相比，治疗组真皮层内弹性蛋白含量明显增加（图片来源：Matthias Aust ）

血供正常化

创面愈合阶段分泌的 VEGF 可促进血管新生以及真皮层中微小血管的形成，改善烧伤患者瘢痕皮损常伴随出现的病理性红斑，恢复皮肤外观以及功能正常化。如图 3.8 和图 3.9 所示，微针治疗后，VEGF 含量明显增加。

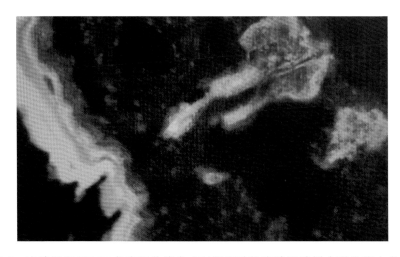

图 3.8 皮肤组织 VEGF 免疫组化染色（对照组动物皮肤活检样本弹性蛋白免疫荧光可视化），使用靶向弹性蛋白的抗体（ Alexa488 ）和 DAPI 对活检样本染色。未接受微针治疗的动物真皮层内无抗体染色反应（图片来源：Matthias Aust ）

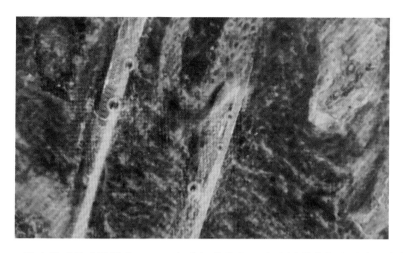

图 3.9 治疗组动物皮肤样本 VEGF 免疫组化染色，表皮层基底部和基底上部细胞间膜连接处可见 VEGF 染色。基于荧光亮度可知，与对照组相比，治疗组真皮层内 VEGF 含量明显增加（图片来源：Matthias Aust）

皮肤含水量增加

由于糖胺聚糖含量下降以及表皮层变薄，导致瘢痕皮肤保水能力降低和经皮水丢失增加，临床上瘢痕皮损常伴随干燥和松弛等症状。微针治疗可有效促进糖胺聚糖合成增加（图 3.10 和图 3.11）及表皮层增厚（图 3.12 和图 3.13），从而最大程度提高皮肤保水能力，促进皮肤恢复健康状态。

表皮层增厚

与剥脱性治疗方法相比，微针治疗并不导致皮肤组织结构的破坏和损伤。治疗过程中，表皮层保持其生理意义的完整性，从而降低潜在副作用发生的风险，如诱发或加重炎症反应、瘢痕形成或色素沉着等。此外，动物模型实验证实，与对照组（未接受微针治疗）活检样本相比，治疗组皮肤活检样本的表皮层增厚 140%[22]（图 3.12 和图 3.13）。

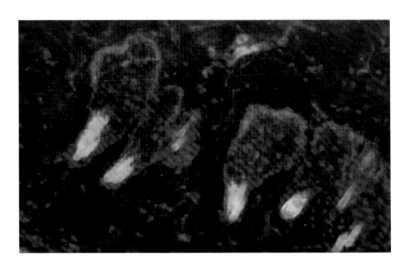

图 3.10 8周后对照组动物皮肤活检样本 GAGs（Alexa488 偶联）和 DAPI 染色（代表性示例）的免疫荧光可视化，可见 GAGs 密集沉积，真皮层内仅可见游离的胶原纤维束（图片来源：Matthias Aust）

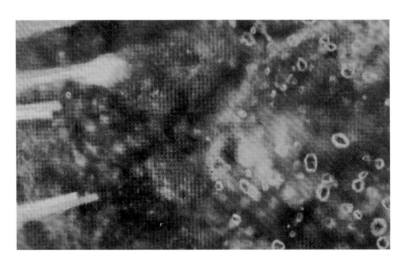

图 3.11 8周后治疗组动物皮肤活检样本 GAGs 的免疫组化染色（未使用第一抗体染色）。与对照组相比，治疗组动物皮肤活检样本 GAGs 含量显著增加（PAS 染色）（图片来源：Matthias Aust）

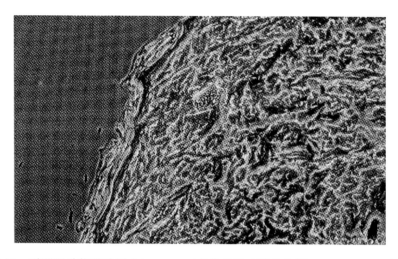

图 3.12　对照组动物活检样本 Masson 三色染色法（图片来源：Matthias Aust）

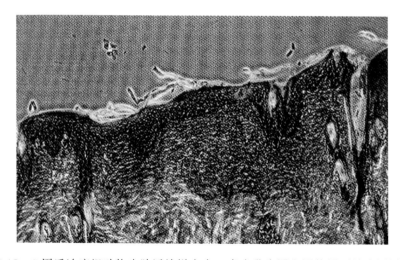

图 3.13　8 周后治疗组动物皮肤活检样本中，真皮乳头层和网状层可见胶原纤维束含量增加、增厚，排列形态正常化，联合使用护肤品的治疗组活检样本尤其明显；真皮层内弹性蛋白呈高度线状排列，表皮 - 真皮连接处表皮嵴形态正常化，细胞极性和表皮细胞分化均恢复正常；治疗后所有样本中均可见真皮网状层弹性蛋白规律性增厚并呈网状排列（图片来源：Matthias Aust）

真皮重塑

动物模型实验中的基因表达定性分析及免疫组化分析证实，微针治疗后的真皮重塑不仅体现在生理结构的 I 型胶原蛋白的形成和沉积，而且体现在糖胺聚糖分子和纤连蛋白的合成和分泌[13, 20-21]。如图 3.12 和图 3.13 所示，治疗后皮肤结缔组织整体结构增厚且排列紧密。

维生素促进损伤愈合

研究证实，微针治疗前后联合使用维生素 A 与抗氧化剂维生素 C 和 E，可有效促进创面的愈合过程，显著提高肤质改善的效果。

微针治疗后色素沉着风险低

剥脱性治疗技术应用于瘢痕治疗的缺点之一是异常色素沉着的风险增加，尤其对于肤色较深的患者而言[23-25]。一项纳入 480 受试者的临床试验证实，微针治疗后异常色素沉着的风险较低[26]。此外，微针治疗并未影响黑素细胞数量，而是通过调控促黑素细胞激素（melanocyte-stimulating hormone，MSH）和白介素 -10（IL-10）的表达水平，使得肤色均匀[26]。MSH 主要影响黑素细胞的活性和增殖能力，在微针治疗后的愈合阶段其表达水平显著下调。而作为抗炎性细胞因子的 IL-10 则在微针治疗后表达水平明显上调[20]。随后的研究提出，单独应用微针治疗对较大面积色素减退的皮肤难以实现良好的复色效果，临床推荐应用联合治疗方案。

微针联合 NCASCS 的复色治疗方案在烧伤后色素减退性瘢痕中的应用

现有多种治疗方法应用于治疗色素减退性皮肤，包括皮片移植（split skin grafting）[27-28]、激光治疗[29]和人工培养皮肤细胞移植（cultured skin cell transplantation ）[30-32]。近年来，研究者开始关注非培养自体皮肤细胞悬液（ non-cultured autologous skin cell suspension, NCASCS ）的应用。具体操作过程为：术中使用自体细胞采集装置于供皮区收集活体自体皮肤细胞，制备悬液喷雾剂，直接将细胞悬液喷洒至预处理后的创面上以促进愈合。

既往创面外用 NCASCS 治疗时，通常配合剥脱性治疗方法预处理皮损，包括皮肤磨削术或激光治疗。基于其剥脱的特性，治疗过程常导致皮肤细胞和结构（甚至包括皮肤基底膜结构）的剥离，治疗后表皮层变薄，表皮嵴变得扁平[1-2, 32]。上述治疗过程可诱发皮肤炎症反应，调控成纤维细胞合成平行排列的瘢痕相关胶原蛋白，而非生理性网状交联的胶原蛋白[11, 33]。此外，这类剥脱性治疗方法将对黑素细胞造成损伤，增加异常色素沉着的风险[34-35]。

学者们正在探索一种理想的、适合外用自体细胞悬液的创面预处理方法，即在皮肤内形成大量通道导入黑素细胞的同时不造成表皮层整体结构的破坏，并且能促进生长因子的表达和生理性胶原蛋白（而非瘢痕胶原蛋白）的合成，降低并发症的发生风险。微针治疗正好具备上述特点和优势。

微针治疗联合 NCASCS 应用的关键是对色素脱失性瘢痕采用合理强度的微针治疗进行预处理。然后使用喷雾注射器于创面上直接喷洒制备好的自体细胞悬液。

该联合治疗方案的基础是：细胞悬液中的黑素细胞可沿表皮层中的皮肤微通道迁移至基底膜上。一项纳入 20 名受试者的试验性研究证实，微针治疗联合 NCASCS 的瘢痕复色治疗后，色素脱失性瘢痕均获得主观评价及客观评价的显著性改善[36]。

临床疗效

图 3.14 ～ 3.25 是微针疗法在多种烧伤后瘢痕中应用的临床案例展示。

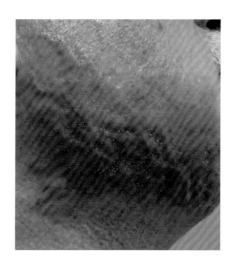

图 3.14 烧伤后活动期瘢痕，病程 1 个月，皮损特点表现为增生性瘢痕，呈红色，质地硬韧（图片来源：Matthias Aust）

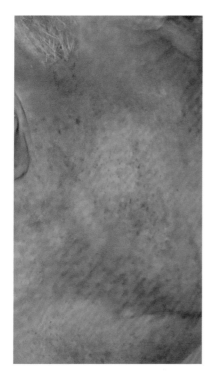

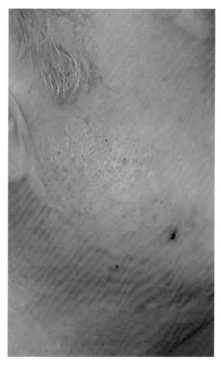

图 3.15 病程 1 个月的创伤后瘢痕（上皮愈合后）接受微针治疗 1 年后的疗效（图片来源：Matthias Aust）

图 3.16 2 次深度微针治疗 1 年后（病程 2 年后）的疗效（图片来源：Matthias Aust）

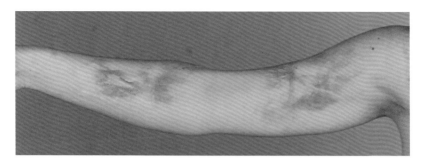

图 3.17　前臂部增生性烧伤后瘢痕，病程 5 年（图片来源：Matthias Aust）

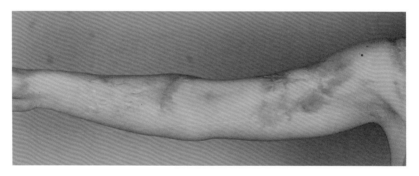

图 3.18　针长 3 mm 微针治疗增生性烧伤后瘢痕 6 个月后的改善效果（图片来源：Matthias Aust）

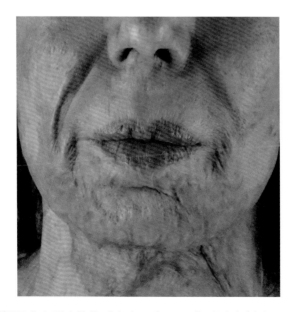

图 3.19　面部深 Ⅱ 度和 Ⅲ 度烧伤后瘢痕，病程 10 年（图片来源：Matthias Aust）

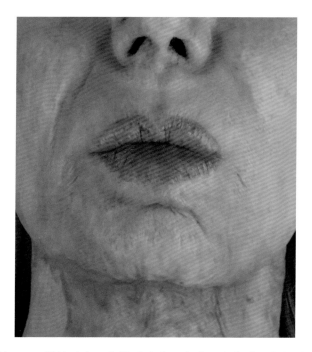

图 3.20   针长 3 mm 微针治疗 6 个月后随访，皮肤和瘢痕质地均得到明显改善（图片来源：Matthias Aust）

微针治疗联合 NCASCS 的临床疗效

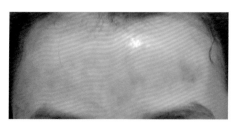
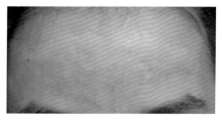

图 3.21   前额部色素减退性瘢痕接受微针联合 NCASCS 治疗 1 年后的复色效果（图片来源：Matthias Aust）

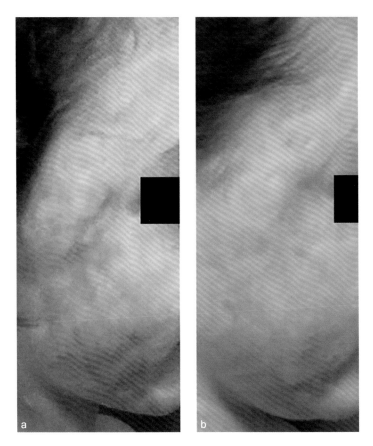

图 3.22 （a）热水烫伤后色素减退性瘢痕，病程 16 个月；（b）接受微针联合 NCASCS 治疗 1 年后的复色效果（图片来源：Matthias Aust）

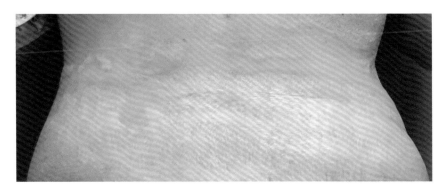

图 3.23 下背部烧伤后色素减退性瘢痕，病程 24 个月（图片来源：Matthias Aust）

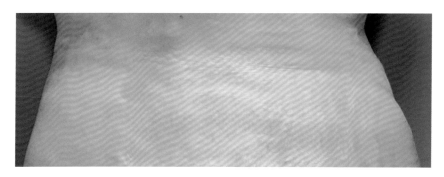

图 3.24　微针联合 NCASCS 治疗 1 年后随访，表皮层黑色素含量增加，皮损获得良好的复色效果（图片来源：Matthias Aust）

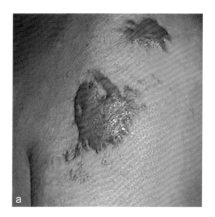
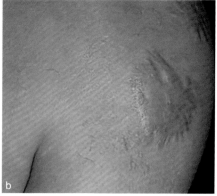

图 3.25　（a）烧伤后瘢痕疙瘩，皮损发病机制与原发性瘢痕疙瘩并不一致，微针治疗是改善继发性瘢痕疙瘩的有效治疗方法；（b）单次微针治疗（针长 3 mm）1 年后随访，皮损外观得到明显改善（图片来源：Matthias Aust）

总结

　　微针治疗可在皮肤内形成数以千计的微通道损伤，破坏瘢痕中原有的病理性胶原蛋白，诱导新生正常结构的胶原蛋白，是应用于烧伤后瘢痕的一种创新性治疗方法。微针穿刺皮肤时可刺穿血管并诱发释放血小板，诱导多种生长因子的分泌，促进真皮层胶原蛋白的合成和沉积，以及血管新生和表皮层增厚。微针治疗诱导释放多种生长因子，包括 VEGF 和 TGF-β3，诱导合成生理性网状交联的 I 型胶原蛋白，替代瘢痕组织中平行排列且扭曲压缩的异常胶原蛋白，同时新生弹性蛋白和糖胺聚糖。微针治疗后，瘢痕的硬度和光滑度均得到改善，瘙痒感缓解，皮损外观趋近于正常；皮肤整体弹性得到提升，萎缩性瘢痕恢复光滑柔软。在某些情况下，基于萎缩性瘢痕的皮损特点和严重程度，侵入性手术疗法并非必要的治疗选择。而皮肤微针治疗应用于烧伤后瘢痕可松解瘢痕组织的纤维束张力，尽可能避免使用 Z 字成形术（Z-plasty）和皮瓣移植术等手术疗法。萎缩性瘢痕是烧伤患者预后过程中的不良后遗症之一，烧伤后创面愈合阶段及早进行微针治疗有助于避免萎缩性瘢痕的形成。对于幼年时期前胸被烧伤的年轻女性，出现的瘢痕组织会阻碍乳腺组织生长，导致出现发育障碍。对于此类患者而言，应在烧伤或烫伤后尽早接受皮肤微针治疗。微针治疗应用于烧伤后瘢痕治疗的证据是：其可改变创面的愈合过程，将主要由 TGF-β1 与 TGF-β2 介导的组织急性愈合阶段转变为由 TGF-β3 介导和调控的组织再生阶段，从而避免形成瘢痕挛缩并获得长期疗效。尽管现有的微针临床经验主要针对成熟期烧伤后瘢痕的治疗，但是我认为应将微针治疗纳入烧伤后瘢痕的早期管理中，从而减轻瘢痕的严重程度。

利用微针治疗对创面进行合理的预处理后，联合应用 NCASCS，色素减退性瘢痕可获得理想的复色效果。上述两种治疗方法均可有效保护表皮层结构，降低瘢痕形成或异常色素沉着的风险。

微针治疗是医学史上首次出现的可以实现烧伤后瘢痕软化、改善瘢痕挛缩并促进组织再生的治疗技术。通过微针对烧伤后瘢痕组织进行反复密集的穿刺治疗，可显著改善瘢痕皮损，恢复健康正常的皮肤外观。然而，微针治疗应用于烧伤后瘢痕的关键是治疗时机的选择。我在临床实践中尝试过在烧伤初期的数小时至数日内应用微针治疗，结果证实，尽早采取微针治疗可有效促进创面的愈合，降低瘢痕形成的风险。

临床医生应充分了解并掌握这种极具应用价值的治疗技术，以便为更多的烧伤患者造福。

参考文献

1　Rawlins JM, Lam WL, Karoo RO, et al. Quantifying collagen type in mature burn scars: a novel approach using histology and digital image analysis. J Burn Care Res. 2006; 27(1): 60-65.

2　Roy D. Ablative facial resurfacing. Dermatol Clin. 2005; 23(3): 549-559,viii.

3　Avram MM, Tope WD, Yu T, et al. Hypertrophic scarring of the neck following ablative fractional carbon dioxide laser resurfacing. Lasers Surg Med. 2009; 41(3): 185-188.

4　Costa IM, Damasceno PS, Costa MC, Gomes KG. Review in peeling complications. J Cosmet Dermatol. 2017.

5　Aust MC, Fernandes D, Kolokythas P, et al. Percutaneous collagen induction therapy: an alternative treatment for scars, wrinkles, and skin laxity. Plast Reconstr Surg. 2008; 121(4): 1421-1429.

6　Fernandes D, Signorini M. Combating photoaging with percutaneous collagen induction. Clin Dermatol. 2008; 26(2): 192-199.

7　Aust MC, Bathe S, Fernandes D. Illustrated Guide to Percutaneous Collagen Induction: Basics, Indications, Uses. United Kingdom: Quintessence Publishing. 2013.

8　Camirand A, Doucet J. Needle dermabrasion. Aesthetic Plast Surg. 1997; 21(1): 48-51.

9　Orentreich DS, Orentreich N. Subcutaneous incisionless (subcision) surgery for the correction of depressed scars and wrinkles. Dermatol Surg. 1995; 21(6): 543-549.

10　Fernandes D. Percutaneous collagen induction: an alternative to laser resurfacing. Aesthet Surg J. 2002; 22(3): 307-9.

11　Aust MC, Knobloch K, Reimers K, et al. Percutaneous collagen induction therapy: an alternative treatment for burn scars. Burns : Journal of the International Society for Burn Injuries. 2010; 36(6): 836-843.

12　Aust MC, Reimers K, Kaplan HM, et al. Percutaneous collagen induction-regeneration in place of cicatrisation? J Plast Reconstr Aesthet Surg : JPRAS. 2011; 64(1): 97-107.

13　Aust MC, Reimers K, Gohritz A, et al. Percutaneous collagen induction. Scarless skin rejuvenation: fact or fiction? Clin Exp Dermatol. 2010; 35(4): 437-439.

14　El-Domyati M, Barakat M, Awad S, et al. Microneedling therapy for atrophic acne scars: an objective evaluation. J Clin Aesthet Dermatol. 2015; 8(7): 36-42.

15　El-Domyati M, Barakat M, Awad S, et al. Multiple microneedling sessions for minimally invasive facial rejuvenation: an objective assessment. Int J Dermatol. 2015; 54(12): 1361-1369.

16　Ferguson MW, O'Kane S. Scar-free healing: from embryonic mechanisms to adult therapeutic intervention. Philos Trans R Soc Lond B Biol Sci. 2004; 359(1445): 839-850.

17　Schultz GS, Wysocki A. Interactions between extracellular matrix and growth factors in wound healing. Wound Repair Regen. 2009; 17(2): 153-162.

18　Bandyopadhyay B, Fan J, Guan S, et al. A "traffic control" role for TGFbeta3: orchestrating dermal and epidermal cell motility during wound healing. J Cell Biol. 2006; 172(7): 1093-1105.

19　Occleston NL, Fairlamb D, Hutchison J, et al. Avotermin for the improvement of scar appearance: a new pharmaceutical in a new therapeutic area. Expert Opin Investig Drugs. 2009; 18(8): 1231-1239.

20　Aust MC, Reimers K, Repenning C, et al. Percutaneous collagen induction: minimally invasive skin rejuvenation without risk of hyperpigmentation-fact or fiction? Plast Reconstr Surg. 2008; 122(5): 1553-1563.

21　Aust MC, Reimers K, Kaplan HM, et al. Percutaneous collagen induction-regeneration in place of cicatrisation? J Plast Reconstr Aesthet Surg.

22　Aust MC, Reimers K, Kaplan HM, et al. Percutaneous collagen induction-regeneration in place of cicatrisation? J Plast Reconstr Aesthet Surg. 2010.

23　Yamaguchi Y, Hearing VJ. Melanocytes and their diseases. Cold Spring Harb Perspect Med. 2014; 4(5).

24　Alam M, Warycha M. Complications of lasers and light treatments. Dermatol Ther. 2011; 24(6): 571-580.

25　Vaiyavatjamai P, Wattanakrai P. Side effects and complications of fractional 1550-nm erbium fiber laser treatment among Asians. J Cosmet Dermatol. 2011; 10(4): 313-316.

26　Aust MC, Reimers K, Repenning C, et al. Percutaneous collagen induction: minimally invasive skin rejuvenation without risk of hyperpigmentation-fact or fiction? Plast Reconstr Surg. 2008; 122(5): 1553-1563.

27　Onur E. The Treatment of Burn Scar Hypopigmentation and Surface Irregularity by Dermabrasion and Thin Skin Grafting. Plast Reconstr Surg. 1990.

28　Kahn AM, Cohen MJ. Treatment for depigmentation following burn injuries. Burns. 1996; 22(7): 552-554.

29　Cho S, Zheng Z, Park YK, Roh MR. The 308-nm excimer laser: a promising device for the treatment of childhood vitiligo. Photodermatology, Photoimmunology & Photomedicine. 2011; 27(1): 24-29.

30　Stoner M, Wood F. The treatment of hypopigmented lesions with cultured epithelial autograft. J Burn Care Rehabil. 2000; 21: 50-54.

31　Zhang DM, Hong WS, Fu LF, et al. A randomized controlled study of the effects of different modalities of narrow-band ultraviolet B therapy on the outcome of cultured autologous melanocytes transplantation in treating vitiligo. Dermatol Surg. 2014; 40(4) : 420-426.

32　Ross EV, Naseef GS, McKinlay JR, et al. Comparison of carbon dioxide laser, erbium: YAG laser, dermabrasion, and dermatome. J Am Acad Dermatol. 2000; 42(1): 92-105.

33　Laws RA, Finley EM, McCollough ML, Grabski WJ. Alabaster skin after carbon dioxide laser resurfacing with histologic correlation. Dermatol Surg. 1998; 24(6): 633-636.

34　Bernstein LJ, Kauvar ANB, Grossman MC, Geronemus RG. The Short- and Long-Term Side Effects of Carbon Dioxide Laser Resurfacing. Dermatol Surg. 1997; 23(7): 519-525.

35　Thomas JR, Somenek M. Scar revision review. Arch Facial Plast Surg. 2012; 14(3): 162-174.

36　Busch KH, Bender R, Walezko N, et al. Combination of medical needling and non-cultured autologous skin cell transplantation (ReNovaCell) for repigmentation of hypopigmented burn scars. Burns. 2016; 42(7): 1556-1566.

第 **4** 章 微针疗法联合应用功效性护肤品

Chytra V. Anand, Parinitha Rao　著

简介

　　皮肤老化是一个随着年龄增长而逐渐出现的程序性、退行性过程，其影响因素包括自然（内源性）因素和环境（外源性）因素。其中，内源性因素主要包括由于时程性衰老导致的无法避免的后果，如雄激素和生长激素水平降低、胶原蛋白合成减少及弹性蛋白网断裂等。此外，内源性因素引起的皮肤老化程度同时也受到性别和种族等遗传因素的影响。

　　外源性老化（也称光老化）的诱因主要为紫外线（UV）辐射。据估计，暴露皮肤约 90% 的外源性损伤由日光照射引起。组织学研究证实，长期暴露于阳光照射的个体，皮肤弹性蛋白和 Ⅰ 型及 Ⅲ 型胶原蛋白的含量显著下降。除此之外，其他外源性老化的诱因还包括精神压力、饮食、药物治疗、吸烟、空气污染及并发疾病。

　　面部皮肤老化是内源性老化和外源性老化共同作用的结果，临床表现包括皮肤细纹、皱纹加深、皮肤松弛、色素沉着加重、光泽度降低以及皮肤粗糙等，影响美观。被皮肤老化问题所困扰的患者在日常生活中通常会选择使用功效性护肤品（药妆品）以及接受非手术性和无创性医美治疗以改善皮肤老化表现或延缓衰老进程。近年来，已有研究证实，护肤产品或定制护肤方案联合相关医美治疗技术可显著提高皮肤年轻化治疗的效果，缩短术后恢复时间，并提高患者依从性。

　　目前已证实一些美容功效性护肤品（如抗衰老保湿霜）可以延缓皮肤内源性及外源性老化进程，恢复皮肤年轻态。

　　微针疗法作为一项美容治疗技术受到大量学者的关注和认可，临床已证实微针疗法可有效改善皮肤的内源性和外源性老化。微针疗法是一种微

创性医美治疗技术，通过使用微细针状器械对皮肤进行针刺，形成微损伤，诱导释放生长因子，促进合成胶原蛋白和弹性蛋白[1]。

临床已证实，微针疗法（又称经皮胶原蛋白诱导疗法）可用于所有皮肤分型患者多种皮肤疾病的治疗，包括萎缩性痤疮瘢痕、外伤和烧伤后瘢痕、膨胀纹以及皮肤年轻化治疗。

组织学研究证实，微针疗法可显著改善光老化皮肤外观，恢复皮肤紧致光滑。其年轻化治疗的作用机制与Ⅰ型、Ⅲ型和Ⅶ型胶原蛋白以及弹性蛋白含量显著增加有关。微针穿刺皮肤时所形成的物理性、机械性微损伤会激发机体自然损伤愈合反应，同时最大程度减少对表皮层的破坏。临床研究证明，患者接受多次微针治疗后，真皮层胶原蛋白和弹性蛋白含量的增加可高达 400%[2]。微针疗法具有独特的优势，包括操作简单、恢复快、患者耐受性好、炎症后色素沉着风险低以及成本效益高。

近来随着微针疗法与射频技术（radiofrequency，RF）的结合，进一步拓展了微针疗法在临床中的应用范围。使用绝缘微针穿透皮肤表面时，射频电流可在皮肤特定层次中产生局部热损伤带，同时避免对表皮层造成损伤。由此产生的热损伤刺激将促进长周期弹性蛋白和胶原蛋白的新生以及真皮层组织重塑效应。临床治疗时，医生可通过调节针长选择合适的进针深度，以实现真皮层内特定层次的靶向治疗。微针疗法也可联合化学剥脱术以及其他皮肤美容治疗技术，以增强临床疗效[3]。

由于射频微针治疗得到越来越多的关注和认可，因此有必要对治疗前后联合应用的护肤方案及活性成分展开进一步的研究。

治疗前后功效性护肤品的应用

活性肽

已有学者提出，治疗前合理使用护肤品可"调节皮肤使其处于良好的生理状态，从而增强靶组织的代谢活动，加快机械性损伤的修复愈合，同时提供皮肤修复过程中所需的营养物质"[4]。有学者推测，射频微针治疗联合应用面部抗衰润肤霜并进行细致的皮肤护理，或许能使治疗效果得到进一步强化及优化，无论其短期疗效或是长期疗效均能得到巩固。此外，尽管射频微针穿刺会暂时破坏皮肤屏障，但是治疗过程中患者耐受性较好，副作用较少。

一项临床研究评估了射频微针治疗前后使用多种成分抗衰润肤霜的安全性和依从性。受试者于治疗前 2 周及治疗后 4 周连续使用该抗衰润肤霜（使用频率均为每天 2 次），并评估其对面部皮肤的改善作用和皮肤状态。所用的抗衰润肤霜是一款多效合一的综合性保湿面霜，所含活性成分能特别针对改善表皮层、表皮 - 真皮交界处及真皮层的衰老[1]。

该抗衰面霜含有以下核心成分：黄芪根提取物、四己基癸醇抗坏血酸酯、熊果酸、多重胜肽（包括棕榈酰三肽 -38）、多重神经酰胺、天然胆固醇、脂肪酸、霍霍巴酯、透明质酸钠以及泛醌。此外，该多效抗衰面霜配方中特别添加益生元成分和 α- 葡聚糖寡糖以增强功效。添加上述两种活性成分有助于调节和平衡皮肤微生态，增强保湿面霜的多靶点抗衰功效。所有活性成分的浓度均保持在有效浓度范围内。

面部彻底清洁后（清除所有功效性产品），配合使用一款面部多效抗衰润肤霜即 DEJ 面霜®（由 Revision Skincare® 在美国得克萨斯州生产和制造），持续使用 2 周时间。治疗前 1 周患者停止外用收敛剂或磨砂膏，治疗前 2 周面部停止外用抗生素、视黄酸（包括视黄醇）、乙醇酸或乳酸。此外，试验过程中，患者参照治疗方案使用一款温和的非医用型洁面产品（Revision Skincare®）[1]。

当必须处于长时间或过度阳光照射环境时，患者应在专业指导下正确穿戴保护性衣物，并使用防晒系数（sun protective factor, SPF）30 或以上的防晒乳。患者遵循医嘱，在接受射频微针治疗前 2 周开始每日于面部均匀涂抹 DEJ 面霜 2 次（早晚各一次）。射频微针治疗后约 20 min 再次涂抹，并且治疗后 4 周内继续每日使用该面霜 2 次。

射频微针治疗前对治疗区需进行局部麻醉。局部麻醉前，患者应使用温水和洁面产品彻底清洁面部。治疗后约 20 min，患者面部涂抹 DEJ 面霜后再离开诊所。在该项为期 6 周的非盲法单中心临床研究中，15 名受试者全程参与该试验，研究者评估中未发现不良反应。试验研究结束时，研究者和受试者均对治疗方案的耐受性进行评价，所有评价指标与治疗前无明显差异。

根据 Glogau 皱纹评分量表，80% 的受试者治疗后皱纹有显著改善，但试验结束时评分与基线评分相比无统计学差异。研究者在每次就诊时都对受试者进行多维度全面部皮肤评价，评价指标包括皮肤光泽度、肤色、柔软度、质地、红斑、干燥度以及整体外观情况。试验结束时，上述所有皮肤评价指标均出现统计学意义上的改善。受试者对皮肤改善程度进行自我主观评价，评价指标包括总体改善程度、亮度、质地、色素沉着、红斑和紧致度，均有不同程度的改善。试验结果证实，患者对于射频微针联合抗衰面霜的治疗方案耐受性好、满意度高。

研究证实，联合应用有效浓度范围内的特定活性成分可产生协同或相加作用，明显提高抗衰疗效，且差异具有统计学意义。上述活性成分可靶向作用于皮肤各层次，从而延缓皮肤内源性和外源性老化进程；因此，可将其配制成具有抗衰功效的保湿面霜，应用于面部年轻化治疗[1]。

在另一项临床研究中，研究者对颈部出现光老化的受试者进行射频微针治疗，治疗前后局部外用含有两种活性肽成分（三肽和六肽）的功效性产品，评估此种治疗方案的安全性和有效性，以及促进愈合和皮肤美容效果[3]。

新研发的抗衰产品配方中添加三肽和六肽成分（TriHex Technology®），可加快细胞外基质代谢，刺激胶原蛋白和弹性蛋白新生，减轻炎症，促进表皮愈合过程。因此，新配方产品可有效缓解射频微针治疗导致的红斑和不适感，促进胶原蛋白和弹性蛋白的新生，提高皮肤水合作用。首款采用上述配方的功效性护肤品 Regenerating Skin Nectar®（Alastin Skincare®, Inc.）简称 RSN，适用于创伤性或非创伤性医美治疗前后的皮肤护理，可促进弹性蛋白和胶原蛋白的合成，加速皮肤修复并提高治疗效果。

该产品配方包含：独家活性肽成分（TriHex Technology™）、黄酮柚皮素、泛醇三乙酸酯、山金车提取物以及胡萝卜素类脂溶性成分（八氢番茄红素和六氢番茄红素）。该产品具有强抗氧化活性，适用于皮肤镇静褪红（缓解炎症和红斑）。

第二款采用活性肽新配方的功效性护肤品是颈部修复霜 Restorative Neck Complex（Alastin Skincare®, Inc），简称 RNC，其特有的配方中包含活性三肽和六肽以及其他活性肽和抗氧化剂成分，适用于颈部和肩部皮肤皱纹及光老化色素沉着异常的治疗。

射频微针治疗前 2 周，嘱所有受试者清洁颈部区域之后，每日早晚使用首款护肤产品（即 RSN）各一次，治疗后 15 min 内颈部皮肤外用 RSN 产品并继续每日 2 次，持续使用 1 周。在治疗试验开始后的第 21 天晚上（即术后第 7 天），受试者开始早晚各一次使用第二款产品 RNC，直至试验结束。

研究结果显示，受试者基线状态皮肤光损伤程度较严重，治疗前研究者平均光损伤评价得分为 2.3 分。治疗过程中，该得分持续下降，治疗后 30 天时与基线评分相比，光损伤平均得分变化明显，而且术后第 90 天仍可见持续的疗效。其中一名受试者在射频微针治疗前 14 天单独使用 RSN 产品，其皱纹得到明显改善。研究者平均总体评价得分显示，治疗后 30 天，所有肤质评分指标均有统计学差异的显著性改善。

改善程度较明显的皮肤变化包括：肤质（触觉）（79%）、皮肤光滑度（视觉）（62%）、红斑、皮肤斑点（62%）以及整体皮肤状态。受试者均填写了主观皮肤质量调查问卷，问卷结果与研究者总体评价得分一致，所有 10 项评价指标在治疗后 30 天均出现明显改善，而且术后第 90 天仍可见持续的疗效。

射频微针治疗操作过程耐受性良好，并且未出现预期之外的不良反应。受试者主观评价显示，出现的不良反应均为轻至中度一过性反应，且能在 3 ~ 7 天之内自行消退。客观评价显示，治疗后当天，受试者出现轻至中度红斑和水肿，均在 3 ~ 7 天之内自行消退。使用含有三肽和六肽配方的测试产品未报道有不良反应。

研究证实，含活性肽成分产品的应用可有效延缓和改善皮肤内源性及外源性衰老表现。这类产品通过提高细胞外基质代谢率，刺激胶原蛋白和弹力蛋白合成，从而改善光老化皮肤外观，达到皮肤年轻化的目的。总体而言，该研究结果为活性肽外用产品的使用提供了有力证据，证实了临床应用活性肽配方产品（三肽和六肽）的安全性和有效性[3]。

生长因子

生长因子（growth factors, GFs）是一大类能与细胞表面受体结合、充当化学信号调节细胞生理活动的蛋白类物质。通过上述相互作用，生长因子介导细胞内和细胞间的信号通路，从而促进细胞生长、增殖和分化。与激素的生物活性不同，生长因子的活性维持时间短暂，仅在其合成部位附近发挥作用，无法远距离发挥作用。在皮肤中，生长因子主要由成纤维细胞、角质形成细胞、血小板、淋巴细胞以及肥大细胞合成并分泌。特定生长因子调节核心细胞活力，包括细胞有丝分裂、血管生成、化学趋化、细胞外基质的合成以及调控其他生长因子的合成与分泌。

生长因子能调节胶原蛋白的合成过程，促进胶原蛋白新生，并减轻组织炎症反应。当皮肤受损时，生长因子在创面局部聚集，并相互协同激活和调控损伤愈合进程。

临床研究已证实，局部外用人源或动物源性生长因子或注射自体生长因子能促进真皮层胶原蛋白合成，改善细纹和皱纹等皮肤老化表现。学者们由此推测，生长因子或能协同相关治疗技术发挥皮肤美容的功效。外用生长因子来源多样，包括人类（表皮细胞、包皮细胞、胎盘细胞和乳汁）、动物、植物、重组细菌和酵母菌 [5]。

生长因子能够明显促进角质形成细胞和真皮层成纤维细胞的增殖，诱导细胞外基质（包括胶原蛋白）的合成，因此具有改善皮肤衰老的潜在作用。另有试验证实，由人类胚胎干细胞（human embryonic stem cell, hESC）分化而来的内皮祖细胞（endothelial precursor cells, EPCs）具有改善受损组织血供的作用。

人类胚胎干细胞源性内皮祖细胞的条件培养基（conditioned medium of hESC-derived EPC, hESC-EPC CM）中含有大量生长因子和趋化因子，能显著改善皮肤老化，是皮肤年轻化的有效治疗方案之一。在一项为期 12 周的亚洲人群半侧脸随机人体试验中，研究者评估了皮肤年轻化中点阵射频微针的疗效以及联合干细胞条件培养基（hESC-EPC CM）对皮肤再生的协同作用。

每位受试者接受 3 次射频微针治疗，疗程间隔 4 周。治疗前面部外用 4% 利多卡因乳膏进行表面麻醉，30 min 后使用温和肥皂水和 70% 乙醇清洗并消毒面部皮肤。参照仪器制造商的说明书使用点阵射频微针（Scarlet™, Viol Co, Korea）对患者全面部进行治疗操作。基于具体的解剖部位和下方骨隆起邻近区域选择合适的治疗参数 [6]。

操作人员对治疗区域进行单向的非重叠性穿刺操作，治疗完成后使用表皮冷却设备（CARESYS, Danil SMC, Korea）缓解面部红斑和疼痛；患者双侧面部分别涂抹 1.5 ml 生理盐水溶液（单一点阵射频微针治疗方案）或 1.5 ml hESC-EPC CM（点阵射频微针联合 hESC-EPC CM 治疗方案）。治疗后至少 1 h 内严禁洁面。hESC-EPC CM 的体外应用可显著提高真皮层成纤维细胞及表皮层角质形成细胞的增殖和趋化，促进成纤维细胞合成胶原蛋白。

hESC-EPC CM 细胞因子阵列组学系统分析研究证实，hESC-EPCs 能够分泌多种细胞因子和趋化因子，如 EGF、bFGF、结合型趋化因子（fractalkine）、GM-CSF、IL-6、IL-8、PDGF-AA 和 VEGF 等，调节一系列复杂的生理活动，在血管正常新生和损伤愈合过程中发挥重要作用。众所周知，分子量大于 500 的亲水性分子难以自由渗透角质层，而大多数生长因子属于分子量大于 20 000 的亲水性物质。因此，生长因子有效透过表皮层是其发挥皮肤年轻化功效的关键。

在上述研究中，点阵射频微针通过在皮肤浅层形成 300 μm 大小的针状微通道，可显著提高 hESC-EPC CM 的皮肤渗透率。可以确定的是，通过点阵射频微针治疗，hESC-EPC CM 中的蛋白质分子可直接透过表皮层递送至皮肤特定层次。hESC-EPC CM 透皮吸收至真皮层后可直接对真皮层细胞及细胞外基质产生作用，促进点阵射频治疗后的损伤愈合过程。

该试验研究的评价指标包括：患者满意度评分、研究者客观评估、Visiometer 皮肤粗糙度检测以及组织学评估胶原蛋白含量。上述对比评价均证实点阵射频微针联合 hESC-EPC CM 治疗方案的疗效优于单一射频微针治疗方案。由此得出结论，对于亚洲人群而言，点阵射频微针治疗是一项安全有效的皮肤年轻化治疗技术，而点阵射频微针联合干细胞条件培养基的治疗方案对面部抗衰具有协同作用[6]。

富血小板血浆

皮肤微针治疗通过诱导真皮浅层的损伤愈合机制和胶原蛋白新生发挥其美容和治疗效果。此外，皮肤微针治疗在皮肤浅层形成有效的微通道，从而提高局部药物或活性成分的有效透皮吸收，如富血小板血浆（platelet-rich plasma, PRP）可通过微通道透过皮肤屏障。

PRP 是一种从少量血浆中提取的自体血小板浓缩物，其临床应用最早可追溯至 20 世纪 70 年代。血浆中富含血小板、干细胞和生长因子，能够刺激皮肤合成更多的胶原蛋白。一开始，血小板被认为仅在凝血过程中发挥作用。然而随后的研究证实，血小板能够释放多种具有生物学活性的蛋白质，作用于巨噬细胞和间充质干细胞，不仅可加速降解并清除坏死组织，还可促进组织愈合与再生。

在一项半侧脸前瞻性临床试验中，研究者对比单一皮肤微针治疗与微针治疗联合 PRP 治疗对痤疮瘢痕患者的疗效。35 名痤疮瘢痕患者参与试验。所有患者右侧面部接受单一的滚轮微针治疗，左侧面部则在滚轮微针治疗后皮肤表面涂抹 PRP，共 4 次治疗，治疗间隔为 3 周。

治疗前，治疗区厚涂一层表面麻醉乳膏（EMLA），持续时间 30 ~ 45 min，从而达到预期的麻醉效果。治疗区使用消毒剂消毒和生理盐水擦拭清洁，完成全部治疗前准备后，操作人员一手绷紧皮肤，另一手执滚轮微针于治疗区呈水平、垂直和斜线方向各滚刺 5 遍。以均匀点状出血为治疗终点，治疗过程中的出血量少且易于控制。操作完成后，生理盐水清洁治疗区皮肤并用冰袋冷敷，以缓解患者不适感。术后恢复期间，患者遵医嘱局部规律使用抗生素及防晒霜，并严格采取一系列防晒措施。

PRP 制备：离心管采集 10 ml 自体全血并加入柠檬酸葡萄糖（acid citrate dextrose, ACD），以 2500 转 / 分的转速离心 10 min，全血分为两层，其中上层为富含血小板的血浆。于室温 22 ℃下提取上层血浆，再以 3500 转 / 分的转速离心 10 min，从而获得符合标准的血小板计数。收集部分离心管上层的贫血小板血浆（platelet-poor plasma, PPP）与底部白色沉淀物混匀，最终获得浓缩后的 PRP。临床使用前按照 1∶9 加入激活剂葡萄糖酸钙（例如 9 ml PRP 加入 1 ml 葡萄糖酸钙）。

PRP 是浓缩的自体血小板血浆，含有多种血小板和血浆来源的生物活性物质。所包含的生长因子包括：血小板源性生长因子（PDGF）、转化生长因子（TGF）、血管内皮生长因子（VEGF）和胰岛素样生长因子（insulin-like growth factor, IGF），均由聚集诱导剂激活血小板后释放的 α 颗粒分泌，能够增加胶原蛋白及其他蛋白质合成，促进结缔组织愈合，对组织重塑具有重要意义。上述研究结果证实，单一皮肤微针治疗（$P<0.001$）与微针联合 PRP 治疗（$P<0.001$）后，患者双侧面部萎缩性痤疮瘢痕均得到显著改善；但双侧面部总体疗效的 P 值间并无显著性差异，提示上述两种治疗方案的疗效比较接近。对于患者满意度评分，两种治疗方案患者满意度均有显著提高，但评分之间无显著性差异。

相比接受单一微针治疗的右侧面部，微针联合 PRP 治疗的左侧面部术后一过性红斑和水肿程度明显更轻，整体恢复期更短。研究结果证实，PRP 可促进自身愈合机制，与微针治疗有协同作用，能加速微针治疗后的组织修复过程，降低不良反应（如持续性红斑）发生的风险，从而提高痤疮瘢痕的治疗效果[7]。

维生素 A 和维生素 C

维生素 A（代谢产物称视黄酸）是维持皮肤生理功能的一种必需维生素（实际是一种激素）。维生素 A 可调控 400～1000 个基因的表达水平，调节表皮层和真皮层多数细胞的增殖与分化。维生素 A 主要以视黄酯的形式存在于皮肤中；因此，维生素 A 通常以酯类形式（棕榈酸视黄酯、视黄醇乙酸酯）在局部使用，少数情况下直接使用视黄醇或视黄酸。维生素 C 属于常用的抗氧化剂，在胶原蛋白的正常合成过程中发挥重要作用。经皮胶原蛋白诱导疗法联合应用维生素 A 可激活成纤维细胞合成胶原蛋白。由于此过程也涉及维生素 C 的参与，因此临床治疗常联合使用维生素 A 与维生素 C。

维生素 A 可调节 TGF-β3 的释放，并下调 TGF-β1 和 TGF-β2 的表达水平。整体而言，视黄酸可促进创面愈合过程中合成再生性网状交联胶原蛋白，而非平行排列的异常瘢痕胶原蛋白。TGF-β 家族在瘢痕形成过程的前 48 h 中发挥重要作用。TGF-β3 可促进合成正常交联的胶原蛋白，创面非瘢痕愈合并伴有皮肤新生；而 TGF-β1 与 TGF-β2 主要诱导合成瘢痕化胶原蛋白。瘢痕的理想治疗方案应该是促进皮肤组织再生而非诱发瘢痕的新生或增生，从而获得医生和患者预期的治疗或美容效果[8]。

已有证据证实，维生素 A 和维生素 C 在稳定原有胶原蛋白以及促进新生胶原蛋白中发挥重要作用；因此，微针治疗可联合外用抗氧化剂以促进微针疗法诱导皮肤损伤愈合的再生进程。治疗前使用抗氧化剂预处理皮肤同样可调控表皮细胞的基因与蛋白质的表达水平，有助于皮肤再生。治疗过程中应慎重选择外用功效性产品的种类和质量，以减少形成肉芽肿的风险。2014 年发表的一个系列案例报道，3 名患者在微针治疗中联合外用维生素 C 后出现异物反应，经病理活检证实为异物肉芽肿。随后，皮肤斑贴试验的阳性结果证实，患者对外用维生素 C 制剂中含有的多种化学物存在过敏反应[9]。

需要关注的是，由于微针穿刺会在表皮层至真皮层形成微通道，增加了免疫原性物质进入皮肤并诱发免疫应答的可能性，故治疗操作过程中或术后即刻外用产品可能会增加发生不良反应的风险。

因此，医生有责任告知患者在接受微针治疗后的第 1 周内避免使用非处方功效性护肤品，以降低诱发局部或全身性过敏反应的风险。此外，临床医生应谨慎选择微针治疗后即刻应用的皮肤外用产品，以避免类似并发症的发生[10]。

总结：治疗前、治疗中及治疗后的护肤品应用

所有患者在治疗期间可继续使用其他的居家护肤品（功效成分包括维

A 酸、抗氧化剂和生长因子），直至再次复诊治疗。对于正在口服抗凝药的患者，由于微针治疗操作所致出血量少且易于控制，造成严重出血的概率极低；因此，治疗时，医生应基于个体差异和实际治疗情况选择是否暂停其抗凝治疗。微针疗法可联合应用其他治疗技术，如透明质酸注射填充、化学剥脱术和皮肤激光美容技术等，联合治疗的关键是科学设置治疗间的操作次序及时间间隔，避免对疗效造成"交叉"影响。对于选择同日进行联合治疗者，建议基于治疗层次（由深至浅）设计治疗的次序，如选择在微针治疗和（或）激光照射治疗前进行注射填充操作，一方面保持治疗定位标记的清晰可见，另一方面避免由于治疗造成的组织水肿或出血引起注射填充剂的弥散。

尽管微针治疗适用于所有皮肤分型的患者，但对近期有暴晒史（或明显晒黑 / 晒红）的患者建议延迟治疗，直至所有晒黑 / 晒红症状消退后再进行微针治疗，以降低治疗后色素沉着的风险。

合理的皮肤预处理对于降低皮肤继发感染的风险具有重要意义。使用麻醉软膏或麻醉凝胶行表面麻醉前，应使用温和的洁面产品彻底清洗皮肤表面的化妆品和皮屑。30% 利多卡因复合药膏（未封包处理）的常规应用时间为 20 ~ 30 min，微针操作治疗前可使用湿润纱布和乙醇将其去除。

当治疗区皮肤的临床操作达到预期治疗终点（均匀点状出血）时，可使用冰水湿润的无菌纱布清洁皮肤表面过多的渗血。随后可在邻近区域或其他靶治疗区内继续进行治疗操作。自来水易受病原微生物污染，因此治疗过程中不可使用自来水进行清洁，避免增加治疗区继发感染的风险。若治疗区清洁后仍持续渗血，可使用干燥无菌纱布轻柔按压出血部位数分钟。随后治疗区薄涂一层透明质酸凝胶并等待直至凝胶干燥。

治疗后最初 4 h 内，嘱患者在皮肤表面外用透明质酸凝胶产品。治疗 4 h 后，治疗区表面可持续外擦 1% 氢化可的松乳膏或低致敏性保湿霜 2 ~ 3 天（每天 2 ~ 4 次）。治疗后第 1 周建议使用防晒系数 SPF 30 或以上的非化学性（或物理性）防晒霜（涂抹保湿霜后使用）。当所有皮肤红斑完全消退后，患者可根据自身实际情况选择是否开始化妆（治疗 2 天后）以及恢复使用治疗前预处理期间的功效性护肤品（治疗 5 ~ 7 天后）[10]。

参考文献

1　Zahr AS, Kononov T, Sensing W, et al. An open-label, single-site study to evaluate the tolerability, safety, and efficacy of using a novel facial moisturizer for preparation and accelerated healing pre and post a single full-face radiofrequency microneedling treatment. J Cosmet Dermatol. 2019. doi: 10.1111/jocd.12817

2　Aust MC, Fernandes D, Kolokythas P, et al. Percutaneous collagen induction therapy: an alternative treatment for scars, wrinkles, and skin laxity. Plast Reconstr Surg. 2008; 121: 1421-1429.

3　Gold MH, Sensing W, Biron JA. A topical regimen improves skin healing and aesthetic outcomes when combined with a radiofrequency microneedling procedure. J Cosmet Dermatol. 2019. doi: 10.1111/jocd.13037

4　Dayan SH, Waldrof H. The secret success factor, how skincare can enhance procedure outcomes exponentially. Modern Aesthetics. 2018: S3-S14.

5　Fabi S, Sundaram H. The potential of topical and injectable growth factors and cytokines for skin rejuvenation. Facial Plastic Surgery. 2014. doi: 10.1055/s-0034-1372423

6　Seo KY, Kim DH, Lee SE, et al. Skin rejuvenation by microneedle fractional radiofrequency and a human stem cell conditioned medium in Asian skin: a randomized controlled investigator blinded split-face study. J Cosmet Laser Ther. 2013. doi: 10.3109/14764172.2012.748201

7　Ibrahim MK, Ibrahim SM, Salem AM. Skin microneedling plus platelet-rich plasma versus skin microneedling alone in the treatment of atrophic post acne scars: a split face comparative study. Journal of Dermatological Treatment. 2018. doi: 10.1080/09546634.2017.1365111

8　Aust MC, Knobloch K, Reimers K, et al. Percutaneous collagen induction therapy: an alternative treatment for burn scars. Burns. 2010. doi: 10.1016/j.burns.2009.11.014

9　Soltani-Arabshahi R, Wong JW, et al. Facial allergic granulomatous reaction and systemic hypersensitivity associated with microneedle therapy for skin rejuvenation. JAMA Dermatol 2014; 150: 68-72.

10　Alster TS, Graham PM. Microneedling: A Review and Practical Guide. Dermatol Surg. 2018. doi: 10.1097/DSS.0000000000001248

第5章 微针疗法应用于色素沉着治疗

Atchima Suwanchinda 著

章节重点

- 微针疗法的应用不断拓展，已有研究将其应用于色素沉着性疾病的治疗。
- 微针疗法既可作为单一疗法应用，也可与其他治疗技术联合应用，疗效卓著。
- 微针疗法可作为一种高效的经皮给药治疗方法。
- 与传统皮肤年轻化治疗技术相比，微针疗法发生不良反应的风险较低，尤其适用于肤色较深的患者，包括 Fitzpatrick 皮肤分型（FST）Ⅳ~Ⅵ型患者，安全性优于其他治疗。
- 目前尚无微针疗法在色素沉着性疾病中应用的循证指南。

简介

　　微针疗法又称经皮胶原蛋白诱导疗法，是通过滚动微阵列微型细针刺入皮肤，对皮肤进行浅表穿刺的一种相对新颖的微创治疗技术[1]。由于微针疗法是一种操作简单、易于培训、安全性高、经济高效的医疗美容技术，故它很快就被许多医疗美容机构普遍采用[2]。由于微针疗法并不作用于皮肤中特定的靶色基，也不涉及热损伤相关激活机制，故其适用于所有皮肤分型患者。微针疗法对皮肤色素合成的影响较小，相比传统的皮肤年轻化治疗技术（包括激光、皮肤磨削术和化学剥脱术），可明显降低炎症后色素

沉着 / 色素减退以及色素沉着异常的风险 [3-4]。由于操作中维持表皮层的部分完整性，保留的皮肤屏障可加速皮肤的愈合进程，因此相比上述传统医疗美容技术，微针治疗过程中发生感染和继发瘢痕的风险相对较低 [3, 5]。微针疗法可显著降低潜在并发症的发生风险，因此尤其适用于治疗肤色较深的患者（Fitzpatrick 皮肤分型Ⅳ ~ Ⅵ型）[3]。

临床研究证实，微针疗法可有效治疗许多皮肤科疾病，适应证包括：皮肤年轻化、细纹、皱纹、活动性痤疮、痤疮瘢痕、外科瘢痕、毛孔粗大、雄激素性脱发、斑秃、原发性多汗症、膨胀纹以及透皮给药 [2, 4, 6-7]。其中，微针疗法在色素沉着性疾病（包括黄褐斑和眶周黑变）中的应用近年来受到广泛关注 [8-12]。此外，除了应用于皮肤病和医疗美容，微针疗法还应用于其他生物医药领域，包括光动力疗法、过敏原检测、生物体液取样以及疫苗接种 [13-15]。

微针疗法的原理和作用机制

微针疗法的基本原理是通过针状器械（针长范围 0.5 ~ 1.5 mm）对皮肤进行多向重复穿刺，目的是在表皮层至真皮层形成大量深度 25 ~ 3000 μm 的短暂性开放的微通道，上调正常皮肤的物质合成，同时最大程度降低炎症反应或创伤诱导纤维化的风险 [16]。近年来，微针治疗操作器械不断得到拓展迭代，目前主要的操作器械包括电动微针和滚轮微针（针长范围 0.25 ~ 3.0 mm 不等）[17]。微针治疗后，皮肤会形成微通道，在表皮层破坏程度最小的前提下诱发皮肤损伤和刺激真皮层损伤愈合级联反应，包括炎症反应、增生修复和组织重塑三个阶段。该过程导致释放多种生长因子，包括血小板源性生长因子（PDGF）、成纤维细胞生长因子（FGF）以及转化生长因子 α 和 β（TGF-α 和 TGF-β）[18-19]。成纤维细胞的增生和迁移最终诱导胶原蛋白新生、弹性蛋白合成和血管新生 [1, 20-21]。损伤后 5 天，真皮层形成纤连蛋白网状结构，为Ⅲ型胶原蛋白的沉积提供条件。数周至数月后，Ⅲ型胶原蛋白被Ⅰ型胶原蛋白所取代，临床表现为皮肤紧致，瘢痕和细纹得到改善 [18, 22]。针长 1.5 mm 微针的进针深度为 500 ~ 600 μm，适用于诱导胶原蛋白新生 [2]。同时微针治疗后，糖胺聚糖（GAGs）和多种生长因子的表达上调，包括血管内皮生长因子（VEGF）、表皮生长因子

（EGF）和 FGF-7 等 [18-19]。Aust 等的研究证实，微针治疗中 TGF-β3 的表达上调，促进皮肤再生和无瘢痕创面愈合。微针治疗后，TGF-β3 与 TGF-β1 和 TGF-β2 的比值改变（后两者主要介导形成纤维化瘢痕）可能部分解释了微针疗法诱导的胶原蛋白新生和组织重塑效应 [19]。

Aust 等对 4 次微针治疗后的皮肤进行组织学活检（治疗间隔 1 个月），结果显示，微针治疗 6 个月后，治疗区域胶原蛋白和弹性蛋白沉积量增加了 400%，1 年后随访观察到棘层增厚且表皮嵴恢复正常。术后，治疗区域组织表现为正常皮肤的网格状交联纤维束，而非瘢痕组织中观察到的平行走向的纤维束结构 [5]。

微针疗法可作为单一治疗方案应用，也可与外用药物联合应用，通过在角质层形成大量的微通道作为强化的经皮给药系统 [23-24]。目前已有将药物或功效性产品联合微针疗法的临床应用报道，如 PRP 和人类胚胎干细胞源性内皮祖细胞的条件培养基（hESC-EPC CM），其富含各种生长因子，从而促进胶原蛋白合成；而其他外用药物，如米诺地尔、美白精华和氨甲环酸，与微针疗法联合应用能增强其经皮渗透，提高临床疗效 [24]。此外，微针疗法可结合点阵射频导入射频能量至治疗靶层次，在真皮层形成热损伤，诱导胶原蛋白新生 [6, 24]。本章将重点讨论微针疗法应用于多种色素沉着性皮肤问题的作用机制。

色素沉着

正常皮肤中黑素细胞与基底角质形成细胞以 1：10 的比例疏散分布于表皮 - 真皮交界处 [25-26]。黑素细胞不发生角质化，其主要功能是合成、沉积并通过黑素小体（黑素细胞内独有的胞质内细胞器）将黑色素转运至邻近的角质形成细胞。黑色素可吸收紫外线，从而预防角质形成细胞 DNA 受到损伤 [27]。人体表皮层的黑素细胞数量一般保持稳定。正常肤色主要由黑素细胞的活性决定，如合成黑色素的质量和数量，而非黑素细胞的密度。然而，黑素细胞可在特定条件下发生增殖。目前微针疗法应用于色素沉着性皮肤疾病的临床试验文献数量有限。已发表的文献主要集中于黄褐斑和眶周黑变的治疗，显示出不同程度的改善效果 [28]。本部分将重点介绍微针疗法应用于黄褐斑和眶周黑变中的循证医学证据。

黄褐斑

黄褐斑（melasma）是一种常见的获得性、对称分布的色素沉着性疾病，最常见于肤色较深的女性 [29]。黄褐斑的发病会对患者的心理健康产生显著的负面影响，从而影响患者的生活质量 [30]。尽管现有临床治疗技术能成功清除黑色素，但存在疗效不稳定及频繁复发等问题，因此黄褐斑的预后和转归仍然是临床治疗的难点。根据黑色素分布的主要层次将黄褐斑分为三型：表皮型、真皮型和混合型。最新的研究证实，黄褐斑是由多种细胞复杂的交互作用引起，包括表皮层黑素细胞、角质形成细胞、真皮层成纤维细胞、肥大细胞、血管内皮细胞以及皮脂腺细胞 [31]。黄褐斑也被认为是一种光老化性皮肤病 [32]。黄褐斑的多种诱发因素包括日光照射、遗传易感性、激素水平变化（如雌激素和孕酮水平升高、妊娠、口服避孕药和激素替代治疗）、甲状腺功能失调、药物治疗（如苯妥英钠、抗疟药、四环素和米诺环素）、营养障碍（如维生素 B_{12} 缺乏）、炎症反应以及活性氧簇水平异常等 [30, 33-34]。黄褐斑皮损处表皮层、真皮层及细胞外基质都发生了明显的组织学变化。组织学研究发现，黄褐斑皮损处表皮层各层次（甚至包括角质层）的色素沉着明显增多，而且出现基底膜变薄和受损。关于 IV 型胶原蛋白的抗体免疫染色组化分析发现，黄褐斑皮损处存在基底膜受损，导致黑素细胞和黑色素向真皮层发生迁移和转运 [35]。黄褐斑皮肤的超微结构观察显示，基底层角质形成细胞和黑素细胞的胞质细胞器（如黑素小体、线粒体、微囊泡、内质网和高尔基体）数量增加，同时组织结构发生较为明显的破坏，表现为：致密层的断裂、缺失、变薄和密度降低以及透明层下方的锚定纤维缺失 [36]。黄褐斑皮损的其他组织学特征还包括：明显的日光弹力变性，肥大细胞增多（特别是黄褐斑皮损处变性弹性组织周围肥大细胞浸润数量明显增加），真皮层中噬黑素细胞和游离黑色素含量增多，血管数量、管径和密度明显增加 [35, 37-40]。此外，皮脂腺细胞通过旁分泌释放生长因子和细胞因子，调节黑素细胞活性。上述黄褐斑皮损的组织学特征充分说明，黄褐斑的发病不仅涉及黑素细胞的活性和功能异常，而且是多种细胞间复杂交互作用的结果。黄褐斑复杂的发病机制导致其临床治疗困难，并且治疗后易于复发。

目前，已有多种临床技术应用于黄褐斑的治疗，包括外用和口服药物、操作性治疗以及联合治疗。上述治疗方法可针对黄褐斑发病机制的不同靶点，包括色素沉着、炎症反应、血管反应及光损伤[41]。外用美白药物（包括防晒剂）通常作为黄褐斑治疗的主要方案。氢醌是最常用的外用药物，通过竞争性抑制酪氨酸酶活性，抑制多巴（DOPA）转化为黑色素，减少黑色素合成[42]。然而，相比单一治疗，皮肤科医生应联合应用多种不同靶向作用机制的局部治疗方法。微针疗法是一种潜力巨大的黄褐斑治疗技术，相比其他治疗方法（包括皮肤磨削术、激光治疗或化学剥脱术），微针疗法的优势是可有效避免色素沉着异常的风险[3,28,43]。因此，该治疗方法可更安全地应用于肤色较深的患者[3]。

微针疗法应用于黄褐斑治疗

目前尚无微针疗法在黄褐斑患者中应用的实践与疗效的循证指南。临床中应依据病程不同采用差异化的治疗方案。在日常临床实践中，医生可基于其认知和习惯将微针疗法与多种治疗技术联合应用。尽管如此，微针疗法无论是单一应用，还是作为药物透皮吸收促渗技术，临床上均可观察到明显的改善效果。微针疗法目前常用于治疗肤色较深患者的色素沉着性疾病。

Cassiano 等对单一微针疗法治疗黄褐斑的早期组织学变化进行了一项准实验研究，使用 1.5 mm 针长的微针单次疗程治疗 7 天后，组织学可观察到黑色素密度和树枝状黑素细胞数量的降低以及受损基底膜得到显著修复；同时还观察到表皮层轻度增厚，成纤维细胞数量增加，表皮层下糖胺聚糖和纤维蛋白沉积、胶原蛋白新生以及 Ki67 阳性角质形成细胞增多。上述组织学改变证实微针疗法促使表皮层和真皮浅层组织重建的早期结构变化，从而修复和改善黄褐斑皮损的结构异常。此外，重建的组织结构可有效阻断黑素细胞与真皮层释放的黑色素合成刺激分子（如干细胞因子、内皮素 -1 和肝细胞生长因子）的接触[11]。一项纳入 6 名难治型黄褐斑患者的初步研究同样观察到类似的组织学变化。所有患者病程都超过 5 年，且至少接受过 3 次尝试治疗后出现复发。研究者对其采取针长 1.5 mm 的微针治疗（间隔 30 天，共 2 次）。治疗后 15 天的组织学结果与基线特征相比，所有病例均观察到表皮层厚度增加，黑色素沉着数量减少，真皮层浅层胶原致密化（$P=0.03$），基底膜结构恢复正常。临床评估发现，患者黄褐斑面积和严重程度指数（melasma area and severity index，MASI）评分明显下降，黄褐斑生活质量量表（melasma quality of life scale，MELASQoL）评分和皮肤亮度比色值均得到提高（$P<0.03$）。治疗后所有患者每日使用广谱防晒霜和三重美白配方产品（Tri-Luma Galderma）进行为期 6 个月的维持治疗，未出现皮损复发[10]。

微针疗法的联合治疗方案对于改善难治型黄褐斑的疗效也同样得到证实。22 名对于外用美白药物联合应用防晒霜效果不佳的黄褐斑患者采用微针联合治疗，针长选择 1.5 mm，治疗 2 次，间隔 30 天。治疗采用往返滚动操作，在 4 个不同方向进行约 10 次的反复穿刺，治疗终点为弥漫性红斑伴散在点状出血。所有患者遵医嘱术后 24 h 后每天使用三重美白配方产品（0.05% 维 A 酸 +4% 氢醌 +1% 氟轻松）和 SPF 60 的防晒霜。治疗过程耐受性好，未出现严重不良反应。所有患者对治疗方案反应良好，满意度较高[9]。

有研究者对 16 名难治型真皮型或混合型的女性黄褐斑患者进行两种治疗方案的半侧脸对照试验：①一侧面部采用 1064 nm 低能量 Q 开关掺钕钇铝石榴石（QS-Nd:YAG）激光联合维生素 C（Redoxan-C™）及电动微针（Dermapen™）治疗，针长 1.5 mm 和 0.5 mm，分别治疗颊部和眶周区域；②另一侧面部单独采用 1064 nm QS-Nd:YAG 激光治疗。疗程设置均为 4 次治疗，间隔 1 个月。评价结果显示，联合治疗组的平均 MASI 评分明显低于单独激光治疗组，且对治疗反应性更好，而两组间的不良反应和复发率无明显差异。这可能是由于 QS-Nd:YAG 激光治疗可改善真皮层微循环，从而促进微针疗法机械性导入维生素 C 的透皮吸收，最终提高了疗效[12]。

促进药物透皮吸收也是黄褐斑治疗常用的技术，特别是对于肤色较深的患者[3]。角质层是表皮的最外层，在药物的经皮渗透中发挥主要作用。角质层厚度范围在 10 ~ 20 μm，是由相互镶嵌于细胞间脂质基质的角化鳞状上皮细胞聚集组成的半渗透性表层平面。角质层所含脂质包括脂肪酸、胆固醇、胆固醇硫酸盐和神经酰胺[44]。角质层是抵御外界环境微生物入侵以及化学物质渗透的生理性屏障，同时防止液体流失。因此，角质层屏障作为影响药物经皮渗透的主要因素，也严格限制了药物的透皮吸收。满足自由穿越角质层条件的药物分子必须是低分子量和（或）小粒径的亲脂性分子，这是因为亲脂性分子渗透性较亲水性分子更强[45-46]。目前已开发出多种皮肤促渗技术并应用于增强经皮药物递送，包括物理和化学方式，如电穿孔法、超声导入法和离子导入法，上述促渗技术都可以提高角质层的渗透性[47-50]。微针疗法是一种新型的皮肤促渗技术，药物和制剂均可在微针穿刺建立皮肤微通道后外用，也可在微针治疗操作过程中同步导入使用（DermaFrac™，Genesis Biosystems）[3]。

多种美白成分已被临床应用，如维生素 C、抗衰精华液、4- 丁基间苯二酚、苦参提取物和氨甲环酸。维生素 C 理论上可结合酪氨酸酶活性部位的铜离子，竞争性抑制酪氨酸酶，从而减少黑色素的合成[51]。氨甲环酸是一种具有抗纤溶作用和减少出血的纤溶酶抑制剂。Nijor 最先于 1979 年将其应用于黄褐斑的治疗[52-53]。氨甲环酸属于人工合成的赖氨酸衍生物，通过可逆性阻断纤溶酶原 - 赖氨酸结合位点，抑制纤溶酶原激活剂将纤溶酶原转化为纤溶酶，从而发挥功效[54]。纤溶酶原存在于人体表皮层基底细胞，可受紫外线照射诱导，促进黑色素生成。因此，氨甲环酸的抗纤溶酶活性可通过降低 α- 促黑素细胞激素水平来抑制紫外线诱导的黑色素合成[41]。

同时，氨甲环酸与酪氨酸具有相似的化学结构，故可竞争性抑制酪氨酸酶的活性[9]。此外，一项研究已证实氨甲环酸可下调内皮素 -1（endothelin-1）和 VEGF 的表达，抑制黄褐斑皮损处及皮损周围的血管增生[41, 55]。作为黄褐斑的治疗方案之一，氨甲环酸的临床疗效已得到研究证实，可选择多样化的给药途径，包括口服、外用及皮内微创注射[54, 56-58]。然而，微针疗法的皮肤美白机制目前尚未完全阐明。

Ismail 等对 30 名女性黄褐斑患者进行了一项微针治疗联合维生素 C 透皮给药的疗效评估（6 次治疗，疗程间隔 2 周）[59]。使用针长 1.5 mm 的尖细钛制滚轮微针（540 针的滚针）在每个方向滚动约 10 次，治疗终点为出现点状均匀出血。微针治疗后即刻使用 20% 的纯 L- 抗坏血酸（Fusion Mesotherapy Company）。所有患者遵医嘱常规使用防晒霜（防晒系数不低于 50），并避免在紫外线强烈时外出。研究结果显示，疗程结束时，所有患者的黄褐斑皮损均得到临床改善。每次疗程后的 MASI 评分均较前次治疗明显降低（ $P < 0.0001$ ）。

Fabbrocini 等在 20 名受试者（FST 皮肤分型Ⅱ～Ⅴ型）中进行了一项自身半侧脸对照研究，评估针长 0.5 mm 滚轮微针联合美白精华液（含 4- 丁基间苯二酚和苦参提取物）与单一外用美白精华液的疗效（治疗 2 次，间隔 1 个月）。采用微针联合美白精华液治疗的一侧面部术后出现持续数天的一过性红斑和肿胀，未发现严重不良反应。从首次治疗开始，所有患者遵医嘱在采取联合治疗的半侧脸同时使用一款家用型滚轮微针（Dermaroller™ Model C8, 0.13 mm），治疗后即刻开始遵医嘱全脸使用标准量的美白精华液（每日 1 次，持续 2 个月），从而提升疗效。治疗期间全脸常规使用一款广谱防晒霜。研究结果证实，相比面部美白精华液单一治疗侧，联合方案侧的 MASI 评分以及分光光度计测量的皮肤亮度指数（luminosity index、LI）均出现统计学上的明显改善，黄褐斑皮损的临床症状也明显好转[60]。

在另一项随机对照研究中，Budamakuntla 等对 60 例中至重度黄褐斑患者（FST 皮肤分型Ⅳ~Ⅴ型）进行了氨甲环酸单一微滴注射治疗与微针疗法联合氨甲环酸治疗的疗效对比。治疗共 3 次，间隔 4 周，并于治疗后连续 3 个月进行随访调查。结果显示，联合治疗组 MASI 评分改善 44.41%，单一治疗组 MASI 评分改善程度为 35.72%。末次随访时，微滴注射治疗组中 26.09% 的患者黄褐斑皮损临床症状的改善程度超过 50%，而联合治疗组中有 41.38% 的患者达到该改善程度[61]。该研究未报道相关不良反应。

所有研究均证实联合方案治疗黄褐斑可获得良好的疗效。不良反应包括轻度不适感、烧灼感、瘙痒、暂时性红斑和水肿[23-24, 28]。然而，上述所有研究都存在治疗方案制定、所用微针器械、针长和规格、制剂配方以及治疗前后护理方法的差异，可能对临床结果产生影响[62]。

眶周黑变

眶周黑变（periorbital melanosis）临床表现为青春期后或儿童早期出现眶下黑眼圈。其发病机制受多种因素影响，包括：遗传易感性、真皮黑素细胞增多症、继发于特应性或过敏性接触性皮炎的炎症后色素沉着、血管增生或位置表浅、激素异常、色素分界线、皮肤松弛引起的眼部阴影和衰老相关泪槽凹陷[63-65]。眶周黑变常见于肤色较深的患者，特别是亚洲人群。对于大部分患者，眶周黑变作为一种美容性皮肤问题会造成悲伤或疲惫的外观印象[66]。多种治疗方法已被尝试应用于眶周黑变的治疗，包括外用药物治疗[67]、化学剥脱术[68]、激光治疗[69]和脂肪移植术，显示出不同程度的疗效[70]。但上述治疗方法都不能产生持久的疗效[71]。

微针疗法应用于睑周黑变治疗

微针疗法已被证实适用于睑周黑变的治疗。在一项案例报道中，一名男性患者（FST 皮肤分型为 V 型）采用针长 0.25 mm 的微针疗法联合真空辅助装置（即 DermaFrac）同步导入活性成分精华液，所使用的活性精华液成分包括抗衰精华成分（肉豆蔻酰五肽 17、乙酰八肽 -3、棕榈酰五肽 -4、乙酰六肽 -8 和三肽蛋白）以及美白精华成分（曲酸）。治疗后分别由两名医生独立进行医生整体评价（Physician Global Assessment），结果显示，4 次治疗后，患者皮损改善达到 50% ~ 75%，12 次治疗后改善达到 75% ~ 90%[71]。该研究中未报道相关不良反应。笔者推测，这是因为治疗后皮肤水合作用得到改善，诱导胶原蛋白和弹性蛋白新生，从而加快真皮层中的黑色素代谢。另一项研究中，13 名患者接受微针治疗联合应用 10% 三氯乙酸（trichloroacetic acid, TCA）剥脱治疗，使用针长 0.5 ~ 1 mm 的手持式电动微针治疗设备（AMTS-H-Mcure Co., Ltd.）进行治疗，然后在每位患者的睑下区外用 10%TCA 溶液作用 5 min。根据医生和患者的整体评价，几乎所有患者（92.3%）治疗后皮损都得到明显的改善（改善程度一般或显著）。治疗后 4 个月内未见皮损复发[66]。研究中报道的一过性不良反应包括轻度不适感、水肿和红斑。治疗后每月进行的随访中未见患者出现色素沉着、色素减退或瘢痕形成[66]。该研究中，微针治疗后表皮层渗透性明显提高，且 TCA 分子具有良好的亲脂特性，因此即使低浓度的 TCA 溶液也可以快速穿透表皮层而到达真皮层[72]。

微针疗法联合生物制剂治疗色素沉着性疾病

可与微针疗法联合应用的外用生物制剂包括 PRP、脱细胞提取生长因子、干细胞靶向小分子蛋白、人工培养或提取的骨髓源性间充质细胞[73]，以及靶向作用于自体休眠干细胞库的小分子多肽[74]。由于上述治疗方法的疗效难以标准化测量和评估，影响疗效的因素包括生物蛋白的制造与加工工艺的差异，因此目前尚无相关生物制剂获得 FDA 批准与微针疗法联合应用，也无研究证实微针疗法联合上述外用制剂的皮肤治疗方案存在潜在毒性[74]。

这些通过局部损伤皮肤吸收的药物浓度可达到口服给药或在完整皮肤状态下给药的总体吸收浓度的 10 倍[74]。Haak 等的研究证实，微针治疗后，药妆品功效成分的吸收增加[75]。Kalluri 等的研究同样证明，不涉及热刺激的皮肤微通道在损伤后 4~5 h 内关闭，此时纤维蛋白栓形成[76-77]。根据 Oleson 等的研究，非热性皮肤微通道可在数小时后关闭，而联合热能的导入则会造成表皮层下类似海绵水肿的组织损伤刺激反应[77]。外用制剂的载体类型直接影响其吸收效率。凝胶状制剂因其物理特性，吸收受到一定程度的限制，而更轻薄的液体制剂更容易吸收[74, 77]。

微针疗法联合应用富血小板血浆

富血小板血浆（platelet-rich plasma, PRP）指从全血中提取的富集自体高浓度血小板的血浆[17, 78]。血液中的血小板正常值范围为 150 000~400 000/μl 或（150~400）×10^9/L。基于促进骨及软组织创面愈合水平的相关研究，PRP 血小板计数应大于 1 000 000/μl[79]。目前市面上制备的大多数 PRP 制剂的血小板浓度可达到外周血的 4~8 倍[80]。

PRP 在皮肤科的应用广泛，适应证包括雄激素性脱发、瘢痕修复、痤疮瘢痕、皮肤年轻化、真皮填充治疗、膨胀纹、皮肤老化、皱纹、黄褐斑和色素沉着异常、毛发移植手术和黑眼圈[81]。尽管到目前为止，PRP 治疗黄褐斑的作用机制尚未阐明，但有临床证据证实 PRP 是治疗黄褐斑的一种创新性技术。多项临床研究证实了 PRP 治疗黄褐斑的有效性，包括单一治疗或与其他治疗技术联合应用[82-84]。近来一项半侧脸随机单盲前瞻性试验研究对 10 名面部双侧患有混合型黄褐斑的亚洲（泰国）女性患者采用 PRP 单一治疗。患者面部一侧采用 PRP 皮内注射（治疗组），另一侧则注射生理盐水（对照组），共治疗 4 次，治疗间隔 2 周。根据黄褐斑皮损的改良 MASI（mMASI）评分、患者满意度评分和 Antera® 黑色素水平评分，6 周内，PRP 注射组的黄褐斑皮损得到显著改善。治疗过程中出现轻度不良反应，数日内自行消退[85]。

黄褐斑是亚洲人群日常生活中较为常见的皮肤疾病之一。黄褐斑的顽固性导致其难以治愈。有临床证据证实，亚洲受试者接受 PRP 与微针疗法的联合方案治疗黄褐斑取得了良好的效果（图 5.1）。

PRP 含有的关键性成分为高浓度的生长因子[17]，可能通过 α- 颗粒的脱颗粒作用发挥功效。α- 颗粒中包含超过 30 种的生物活性物质[86]。血小

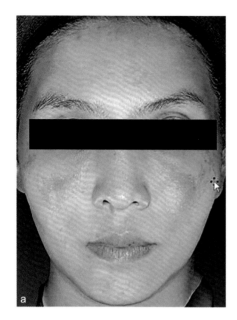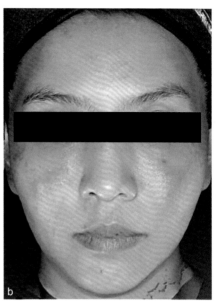

图 5.1 （a）39 岁泰国女性患者面部混合型黄褐斑（治疗前）；（b）单次微针疗法联合富血小板血浆（PRP）治疗 3 周后，皮损得到明显改善（拍摄仪器：3D LifeViz® Mini, Quantificare, Valbonne, France）（图片来源：Anchalee Srinakorn）

板被激活后，释放多种生长因子，包括表皮生长因子（EGF）、转化生长因子 -β（TGF-β）和血小板源性生长因子（PDGF）。上述生长因子参与调控效应细胞的增殖与分化 [87]。其中，TGF-β 通过调节层黏连蛋白、Ⅳ 型胶原蛋白和腱生蛋白的表达促进基底膜修复愈合。而 EGF 和 TGF-β1 均具有抑制黑色素合成的作用。TGF-β1 可降低酪氨酸酶和小眼畸形相关转录因子（microphthalmia-associated transcription factor, MITF）启动子的活性，以及减少酪氨酸酶相关蛋白的合成从而下调黑色素合成。此外，TGF-β 可将胞外信号调节激酶（extracellular signal-regulated kinase, ERK）的激活延迟 6 h，而其他生长因子可在数分钟内激活 ERK[88]。最后，TGF-β 也可以抑制配对盒同源基因（paired-box homeotic gene, PAX 3）的表达，PAX 3 是紫外线照射诱导黑色素合成的关键性调控基因 [89]。EGF 可通过抑制前列腺素 E2 和酪氨酸酶活性，从而减少黑色素合成。PDGF 诱导真皮层血管形成，促进胶原蛋白以及其他细胞外基质成分（特别是透明质酸）的合成，增加皮肤容量。而皮肤容量的增加有可能改善皮肤内的色素异常，提升皮肤光泽度[90]。多项研究证实，采用 PRP 治疗时，相比混合型色素沉着，表皮型色素沉着皮损的改善效果更明显[82]。对于 Fitzpatrick 皮肤分型较高（Ⅴ型）的患者和难治性混合型黄褐斑治疗的改善比例较低[83-84, 91]。

Hofny 等对比使用笔式电动微针（dermapen）经皮递送与使用美塑针微滴注射 PRP 对黄褐斑皮损的疗效。研究证实，PRP 治疗后，表皮型黄褐斑与混合型黄褐斑的 MASI 和 mMASI 基线评分均显著降低，提示黄褐斑皮损得到有效改善，两种治疗方法对皮损的改善程度无显著差异[84]。

另有一项使用自体富血小板纤维蛋白裂解物（platelet rich fibrin lysate, PRF-L）治疗外源性褐黄病（exogenous ochronosis, EO）的案例报道。3 名患者采用半侧脸对照，一侧面部外用 PRF-L 后进行微针治疗，另一侧面部则通过皮内注射给药。治疗间隔 2 周，持续 8 周。采用皮肤镜检查和十分法分级量表（10-point grading scale）评估皮损的改善程度，以及五分法分级量表（five-point grading scale）评估患者满意度。治疗第 4 周时，3 名患者面部皮损都得到显著改善，患者满意度非常高[92]。

微针疗法联合细胞疗法和干细胞条件培养基的应用

2015 年以来，通过自体干细胞和生长因子获得受损组织修复及皮肤年轻化的细胞疗法正逐渐成为一种创新性抗衰治疗技术应用于临床。与此同时，利用多肽或小分子蛋白靶向刺激自身干细胞的治疗技术也在逐渐得到关注和探索。尽管大多数国家的联邦法规都限制使用脂肪源性干细胞（adipose-derived stem cells, ADSCs），但部分亚洲国家仍将 ADSCs 应用于皮肤年轻化及色素沉着的治疗。

干细胞通过其复杂的旁分泌效应以及特定直接的细胞学机制促进组织再生[93]。干细胞自身合成并分泌多种生长因子、细胞因子、细胞外基质蛋白和其他生物活性蛋白，可促进组织再生和创面愈合（包括调节干细胞自身功能）[93-94]。中国的一项小鼠动物实验研究证实，在创面愈合的初始阶段移植骨髓源性间充质干细胞（bone marrow-derived mesenchymal stem cells, BM-MSCs）至创面，间充质干细胞可分化为功能性细胞并发挥旁分泌作用，诱导更多的内源性细胞进行组织重塑[73]。近年来，有报道称将多源化的外用骨髓源性干细胞应用于临床[74]。ADSCs 具有与 BM-MSCs 相似的表面标志物和基因表达谱，拥有多向分化潜能（multi-lineage developmental plasticity）[95]。上述两种类型的干细胞均能合成并分泌多种细胞因子，包括血管内皮生长因子（VEGF）、肝细胞生长因子和转化生长因子（TGF），在干细胞表现出的不同药理活性中发挥关键作用[95]。特别是 TGF-β，具有靶向调节黑素细胞稳态的作用[96]。ADSCs 含量丰富，且属于自体细胞成分，因此已成为临床再生医学中应用前景广阔的干细胞来源。同时，ADSCs 也被用于治疗色素沉着性疾病。

ADSCs 应用于色素沉着治疗中的理论依据是基于一项体外培养研究报道，证明其具有美白功效[95]。表皮层黑素细胞与基质细胞间相互作用和影响，调控皮肤色素沉着。Jeon 等对 ADSCs 治疗 UVB 照射小鼠皮肤的有效性进行评估，在该项半侧对照试验研究中，在 UVB 照射后小鼠背部的一侧皮肤注射 ADSCs，结果观察到皮肤色素沉着减少和皮肤厚度下降。同时，ADSCs 注射区域观察到酪氨酸酶活性下降且黑色素含量显著减少[97]。KLar 等[98]研究证实，使用 ADSCs 替代真皮层成纤维细胞可改变组织工程皮肤移植物中的色素沉着。该研究重点提示，尽管脂肪间充质细胞可有效促进上皮再生，但可能对皮肤替代物中的色素沉着产生负面影响。此外，研究中观察到表达上调的 TGF-β1 可下调黑素细胞酪氨酸酶活性，导致黑色素合成及色素沉着减少。TGF-β 信号同样在毛囊生长周期的生长早期调控黑素细胞干细胞恢复至静息状态中发挥关键作用。其中，黑素细胞干细胞的静息状态包括 MITF 及黑色素合成靶点受抑制。ADSCs 源性 TGF-β 可作为黑素细胞分化的拮抗剂，减少皮肤内色素沉着[99]。

人工培养脂肪间充质细胞的条件培养基 ADSC-CM 已被用于皮肤年轻化的治疗。Kim 等[95]的一项研究证实，ADSC-CM 干预 B16 黑色素瘤细胞时可有效抑制酪氨酸酶活性和黑色素的合成，且抑制效果表现出剂量依赖性。该研究报道指出，ADSC 的分泌因子通过下调酪氨酸酶和 TRP1 的表达，从而抑制黑色素的合成。研究证实，hESC-EPC CM 可有效抑制 B16 黑色素瘤细胞中黑色素的合成，从而达到皮肤美白的目的[94, 100]。同时，该生物制剂还用于改善色素异常。hESC-EPC CM 可显著促进真皮层成纤维细胞和表皮层角质形成细胞的迁移和增殖，增加胶原蛋白合成，提高创面处皮肤拉伸强度，促进创面愈合[94, 101]。体外试验研究证实，hESC-EPCs 还可分泌高浓度生长因子、细胞因子和趋化因子，包括 EGF、bFGF、膜结合型趋化因子（fractalkine）、GM-CSF、IL-6、IL-8、PDGF-AA 和 VEGF，在正常血管生成和创面愈合中发挥重要作用[94, 101]。上述生长因子通过促进真皮层成纤维细胞和表皮层角质形成细胞的增殖和迁移，增加胶原蛋白合成而发挥其药理学作用[101]。这或许是 hESC-EPCs 具有抗衰功效的原因[102]。然而，这些生长因子大部分属于分子量大于 20 000 的亲水性分子，通常分子量大于 500 Da 的亲水性分子难以自由穿透角质层，经皮渗透率较低[103]。而微针疗法可有效提高皮肤的渗透吸收，促进生长因子到达真皮层而发挥其药理学功效。

Lee 等[94] 对 25 名亚洲女性患者进行了一项为期 12 周的双盲半侧脸随机对照试验，研究 hESC-EPC 分泌因子对老化皮肤的疗效。患者双侧脸分别随机接受 hESC-EPC CM 或生理盐水治疗，使用针长 0.25 mm 的滚轮微针提高经皮渗透。治疗共 5 次，治疗间隔 2 周。采取医生整体评价对受试者色素沉着和皱纹进行治疗后疗效评价，相比单一微针治疗组，联合治疗组皮损获得统计学意义的显著改善（$P < 0.05$）。使用 Mexameter® 和 Visiometer® 对受试者色素沉着和皱纹进行客观评价，联合治疗组受试者的色素沉着和皱纹均获得统计学意义的明显改善（$P < 0.05$）。试验过程中不良反应较轻，仅一名受试者出现轻度脱屑。该研究证实可溶性干细胞因子可有效用于体内皮肤年轻化。体外培养脂肪间充质细胞的条件培养基同样可以抑制黑素细胞的基因表达。研究证实，加入 ASCs 可减少移植皮肤中黑素细胞 MITFp 的数量。同时，黑色素合成相关基因酪氨酸酶、TRP1 和 Sox9 表达下调。上述干细胞作为黑素细胞拮抗剂使用时还观察到 TGF-β1 表达的明显上调[94]。

微针治疗技术和临床注意事项

设备

非热性微针治疗器械主要包括以下三种类型：印章式微针、滚轮微针和自动笔式微针。每种类型各有利弊，临床治疗时应基于适应证和治疗目的选择合适的微针操作器械。常规滚轮微针的尖细锐针均匀分布镶嵌于滚筒上[74]。操作人员可根据患者皮肤病理特征选择合适的针长和针径。

为提高微针治疗的安全性和有效性，近年来，自动化微针操作器械得到发展和迭代。自动化微针类型包括插电式和电池式的电动笔式微针（图 5.2），以及上方连接真空容器的滚轮微针。微针穿刺的同时，容器中的药物或活性成分同步导入皮肤，达到透皮给药的目的（图 5.3）。这些自动化微针设备（图 5.4）在针数、针长和进针速度方面可有多样化选择。因此，

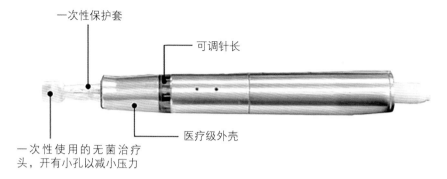

一次性保护套

可调针长

医疗级外壳

一次性使用的无菌治疗头，开有小孔以减小压力

图 5.2　电动笔式微针（图片来源：CANDELA CORPORATON. https://candelamedical. com/na/provider/product/exceed-microneedling ）

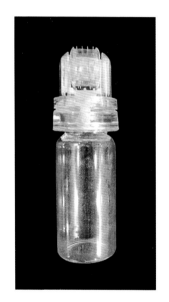

图 5.3　滚轮微针（液压滚筒）。滚轮与载药瓶连接，微针穿刺联合透皮给药（图片来源：Atchima Suwanchinda ）

操作人员可根据个性化治疗需求选择合适的微针器械及进针速度。

　　根据皮损病理特征和治疗目的选择并设定合适的针长（0.25 ~ 3 mm）和进针速度。针头经过消毒且一次性使用，治疗头针数为 6 ~ 36[74]。大多数微针针体直径为 30 ~ 33 G。治疗时，微针可设定固定或可调频率快速振动。经过特别设计的治疗头尖端较小（通常直径 5 ~ 12 mm），因此适合面

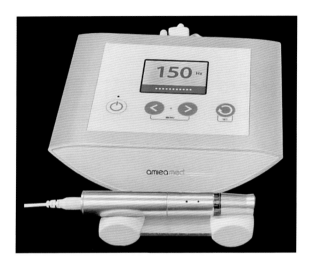

图 5.4   自动化微针设备（图片来源：Atchima Suwanchinda）

部狭窄曲线处和立体轮廓处治疗。部分微针器械甚至设计出倾斜的治疗头，以便对不平整的皮肤表面进行穿刺治疗。这种特殊设计可提高微针对皮肤表面治疗的灵活性，尽量确保微针垂直刺入。同时，自动化微针设备能以稳定适中的运动速度自主运作，微针能更有效可靠地穿透表皮层进入真皮深层，以获得理想的疗效，而且高速进针引起的患者不适感比低速操作时轻。微针拔出皮肤时，发生卡顿或变形的风险较小。通过正确的操作技术，可最大程度避免皮肤浸渍或剪切对操作带来的影响。使用一次性针头以确保治疗操作的无菌原则。此外，部分微针器械设计了安全隔膜，可避免液体回流，降低手柄污染的风险。因此，为确保治疗过程安全可靠并达到有效和可持续的疗效，临床治疗时应选择经FDA批准的微针治疗器械或设备。

临床注意事项

- 操作人员可根据个体化治疗方案和习惯偏好选择合适的微针操作器械。无论使用何种器械，微针治疗的原理都是类似的，即在施力均匀的情况下在治疗区沿垂直、水平和对角线等多向治疗。应保证足够的治疗遍数，确保治疗区达到完整覆盖和治疗。
- 根据解剖位置和临床实际情况对治疗方案作出适时合理的调整。患者的组织厚度和皮肤质地存在个体差异。基于治疗部位不同，选择不同的针长，从而达到真皮乳头层和（或）网状层的进针深度。人体尸检研究表明，面部皮肤厚度约从 0.5 mm（上眼睑）到下鼻部侧壁和上唇部的 1.6 ~ 1.9 mm 不等。颈部皮肤厚度为 0.75 ~ 1.5 mm[104]。

- 目前还未出台完善的微针治疗色素沉着的循证治疗方案。无论是微针疗法的单一治疗还是微针疗法联合药物递送 / 激光治疗，均有案例报道。已发表的试验研究使用 0.5 mm 和 1.5 mm 两种针长。研究证实两种针长均能对色素沉着皮损产生有统计学意义的临床改善效果。治疗间隔 2 ~ 4 周不等。联合治疗方案中所使用的产品包括药妆品、药物和生物活性制剂，导致产生多样性的临床反应和不良反应 [8, 11, 59-61, 94]。

术前处理

治疗前至少 1 个月使用维生素 A 和维生素 C 制剂对皮肤进行预处理，以最大程度促进真皮层胶原蛋白的合成 [2]。维生素 A 可影响细胞 400 ~ 1000 个基因的表达，对表皮层和真皮层大多数细胞的增殖和分化发挥重要作用 [105-107]。治疗前至少 24 h 内应严格避光，以减少过度光损伤和炎症反应。治疗区存在活动性感染或晒伤的患者应待症状缓解或消退后再进行微针治疗。

微针治疗操作之前，应彻底清洁治疗区的化妆品或碎屑残留，然后进行 45 ~ 60 min 的局部麻醉 [2, 108]。Alster 等 [16] 则建议可在治疗前 20 ~ 30 min 涂抹 30% 利多卡因乳膏。

操作注意事项

- 应使用常规生理盐水溶液浸泡过的纱布清除利多卡因乳膏，并于微针操作治疗前即刻使用合适的消毒剂、乙醇或氯己定乙醇溶液对治疗区进行消毒处理。
- 待消毒剂干燥后可开始操作。
- 治疗过程中可局部外用药物或生物活性制剂，以提高器械在皮肤表面操作时的耐受性，并减少对表皮层造成的可能的非预期损伤（图 5.5）。
- 操作过程中可同步使用药物（图 5.6）。
- 微针尖端垂直刺入皮肤表面的同时可轻柔地牵扯皮肤，促使微针平滑直达皮肤真皮层。
- 稳定手持操作器械，在治疗区表面以圆弧形或多向或交叉移动的方式

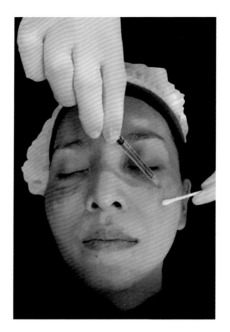

图 5.5 微针治疗前治疗区内局部外用药物或生物活性制剂，有助于治疗器械在皮肤表面平滑移动，避免造成表皮层的非预期损伤（图片来源：Anchalee Srinakorn）

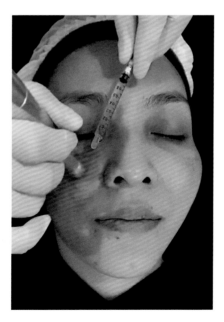

图 5.6 微针治疗操作过程中同步外用药物或生物活性制剂（图片来源：Anchalee Srinakorn）

进行操作，直至肉眼可见的皮损消失或观察到皮肤点状出血（图 5.7）。

- 多遍操作以确保均匀治疗。
- 使用生理盐水湿润的无菌冷纱布清洁过量渗出的血液并达到止血目的，同时缓解患者皮肤的不适感。
- 医生可基于个人经验，于治疗后即刻薄涂一层促愈合软膏、外用氢化可的松乳膏或生长因子。

术后护理

患者通常对微针治疗的依从性良好，多数患者于术后次日即可恢复日常工作。治疗后即刻，治疗部位通常出现水肿，并伴有浅表瘀斑和出血，数小时内自行止血。部分患者还可能出现浆液性渗出，可在数小时内自行停止 [5]。治疗后患者可能出现持续 2 ~ 3 h 的一过性晒伤感，可通过给予镇痛药或透明质酸类保湿精华液缓解。治疗后的一过性红斑通常在 24 h 后自行消退，局部点状出血区域可能出现瘀点（图 5.8）。通常治疗后的一过性

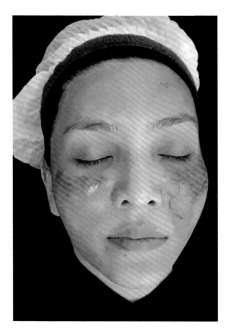

图 5.7　皮肤微针治疗的终点反应：肉眼可见点状出血和红斑（图片来源：Anchalee Srinakorn）

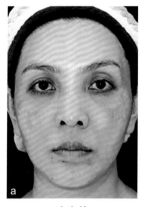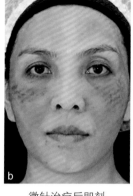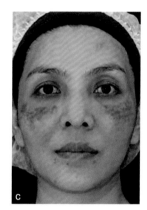

治疗前   微针治疗后即刻   微针治疗后 24 h

图 5.8 （a）治疗前；（b）黄褐斑患者接受 3 遍微针治疗，以出现红斑伴点状出血为治疗终点；（c）治疗 24 h 后，患者一过性红斑逐渐消退，点状出血部位遗留瘀点，伴轻度脱屑（图片来源：Anchalee Srinakorn）

红斑和轻度脱屑持续 2 ~ 3 天，部分患者可能持续 5 天[5]。治疗后可能出现持续 2 ~ 3 天的轻度水肿。对于既往有单纯疱疹病毒（herpes simplex virus, HSV）感染史的患者，医生可给予抗病毒药物以预防单纯疱疹暴发。

患者居家护理时应选择温和的非致敏性清洁剂进行洁面，并且每天涂抹数次非致敏性的促愈合软膏或含有生长因子的凝胶。医生可根据患者实际情况酌情给予局部抗生素乳膏治疗[1]。需要注意的是，治疗区皮肤应避免使用未经批准的产品，防止导致皮炎和肉芽肿形成。研究显示，微针穿刺所致微通道在术后数小时内保持开放状态[109]。

治疗后嘱患者严格防晒。建议日常使用 SPF≥30 的防晒霜并采取其他防晒措施[1]。为避免发生治疗后色素异常，建议使用含矿物成分的（非化学性）物理性防晒霜。术后 48 h 内避免化妆。治疗后至少 7 天再恢复日常护肤和化妆，这取决于皮肤正常屏障的恢复或红斑的消退。

通常建议多次治疗，治疗间隔至少 4 周（少数间隔 2 周），直至达到预期效果。建议治疗后 6 个月或 1 年再进行一次维持治疗，以增强治疗效果[110]。

禁忌证

医生应注意微针治疗存在以下禁忌证：

- 对于活动性脓疱性痤疮或囊肿性痤疮，微针治疗前应给予患者口服抗生素治疗，以控制皮损暴发。点阵射频微针治疗时无须采取上述措施，这是因为射频能量直接靶向皮脂腺以减少皮脂合成并促进角质形成细胞增殖[2]。
- 微针治疗不适用于玫瑰痤疮、脆性毛细血管或血管性病变患者，因为可能造成毛细血管扩张以及红斑暂时性或永久性加重[111]。
- 微针治疗不适用于治疗区存在活动性炎症（如湿疹、银屑病或红斑狼疮）或局部感染性疾病（如口唇疱疹或传染性软疣）的患者[6]。
- 目前正在接受免疫抑制剂治疗、化疗/放疗、抗凝治疗或血液系统疾病的患者禁忌接受微针治疗[2]。
- 增生性瘢痕体质或瘢痕疙瘩的患者不推荐接受微针治疗[2]。

并发症及其处理

尽管微针疗法是一种操作简单的微创性治疗技术，但在单一治疗或联合其他方法治疗（特别是经皮给药）的过程中均有可能导致并发症的发生。

- **治疗后红斑**：是微针治疗后最常见的不良反应，严重程度受多因素影响，包括治疗部位、治疗遍数、针长和器械类型、皮肤分型差异以及配合应用的外用产品[112]。
- **接触性皮炎**：可能由微针疗法配合外用制剂所引起，尤其是过敏性皮炎和刺激性皮炎。需要注意的是，治疗中如果透皮使用未获得 FDA 批准的产品，则会增加该不良反应的发生风险[112]。既往案例报道微针治疗后使用山金车乳膏出现接触性皮炎，但患者在正常完整皮肤上使用山金车乳膏时无不良反应[113]。局部应用皮质类固醇后，皮损 72 h 内完全消退。因此，医生应告知患者正确的术后护理方法，特别是 24 h 内护肤品的使用，以免出现接触性皮炎及其他不良反应。微针治疗会造成皮肤屏障的一过性变化，其间应使用经过审批的透皮吸收产品。发生接触性皮炎可能会增加色素沉着的风险，特别是对于肤色较深的患者。

- **淋巴结病**：一名患者面部接受 0.5 mm 和 1 mm 针长的微针治疗后出现淋巴结病。治疗后第二天，面部两侧均出现耳后淋巴结疼痛。这可能是由于微针治疗造成大量的微通道，引起正常菌群细菌的侵入，导致炎症并发生感染。通过短期口服抗生素治疗可缓解不良反应，并加速恢复[114]。

- **过敏性肉芽肿反应**：Soltani-Arabshahi 等报道 3 名患者微针治疗后出现过敏性肉芽肿反应和系统性过敏反应。患者所用的是高剂量的亲脂性维生素 C（Vita C Serum™; Sanitas Skincare）和一款凝胶产品（Boske Hydra-Boost Gel™; Boske Dermaceuticals）。症状表现为红斑丘疹至进行性界线清楚的红色质硬斑块，伴表面少量鳞屑，以及面部渐进性硬化红色丘疹融合成斑块，肿胀和结节性红斑。上述不良反应在治疗后数天至 2 周内发生。其他系统性症状包括：膝关节痛、高热和疲乏。该异常皮肤反应的病理活检显示异物型肉芽肿反应，在部分巨细胞胞质中发现局灶性极化物质。细菌、分枝杆菌和真菌的组织培养均为阴性。两名患者96 h斑贴试验结果证实患者对维生素C精华液呈1+阳性反应，而接触性荨麻疹点刺试验则为阴性。局部皮质类固醇联合钙调神经磷酸酶抑制剂交替使用未能起效，随后给予中效皮质类固醇，口服甲泼尼龙逐渐减量，强力霉素（100 mg/d）或米诺环素 (100 mg/d) 治疗维持 5 天，患者局部皮损逐渐改善[115]。

  Eisert 等报道了另一类似案例，一名 57 岁女性患者在微针治疗 2 个月后，其大腿外侧出现红色丘疹（皮温高），其中部分已融合为斑块。组织病理学结果证实为肉芽肿性皮炎，伴真皮浅层、中层及深层巨细胞的大量致密浸润。CD68 抗体反应呈强阳性。斑贴试验证实无过敏现象。包括局部皮质类固醇、他克莫司以及系统性泼尼松龙在内的多种治疗均无效。因此，给予强力霉素 200 mg/d 联合他克莫司外用的治疗方案。经过 2.5 个月的治疗后，皮损仅得到轻度改善。由于富马酸酯（德国批准用于治疗银屑病）越来越多地应用于治疗肉芽肿性疾病并获得良好疗效，因此医生决定使用 Fumaderm®（超适应证），且给药剂量逐渐增加到每日 3 片。14 周后，患者皮损明显改善，外观扁平化，颜色淡化。因此，给药剂量逐渐减少到每日 2 片，并维持用药 2 个月，直到皮损几乎完全消退[20]。

- **镍过敏反应**：有研究报道使用针长 1.5 mm、不锈钢针体、外覆钛制涂层的皮肤滚轮微针（Derma India®, Tamil Nadu, India）治疗时出现镍过敏反应。患者微针治疗前、治疗中和治疗后均未外用精华液或化学制剂。治疗后 24 h 内局部出现进行性红斑和水肿并持续数天。随后水肿部分消退，出现多发性微小红斑丘疹和少量水疱脓疱。口服泼尼松龙 30 mg/d，持续 5 天，同时局部给予弱效皮质类固醇。3 个月后进行硫酸镍和金属钛的斑贴试验。钛斑贴试验结果阴性，但 48 h 后，硫酸镍斑贴部位出现伴有明显进行性红斑的浸润性水疱脓疱，且皮损范围逐渐扩展至斑贴室边界之外。然而试验 96 h 后，患者过敏反应部分减轻。尽管滚轮微针的针尖覆有钛制涂层，但微针针体完全由不锈钢制成。由于进针较深，患者皮肤组织接触到无钛涂层的含有镍成分的部分针体，这可能是导致出现镍变态性接触性皮炎的原因。在接受短期局部和系统性皮质类固醇治疗后，患者病情得到明显改善[116]。

- **色素沉着**：Dogra 等报道采用微针治疗痤疮瘢痕继发色素沉着。试验采用针长 1.5 mm、直径 0.1 mm、针数 192 的尖细滚轮微针，对 36 名痤疮瘢痕亚洲患者进行治疗，治疗间隔 1 个月，共治疗 5 次。其中 5 名受试者出现炎症后色素沉着，3 名受试者因出现严重色素沉着而退出试验；2 名出现轻度色素沉着的受试者遵循严格防晒措施后，症状逐渐改善[117]。尽管如此，相比其他皮肤重建技术（如皮肤磨削术、化学剥脱术和激光治疗），微针疗法出现色素沉着的风险更低[3]。此外，在 Dogra 等的试验研究中，2 名受试者出现车轨样瘢痕的不良反应，其中 1 名受试者因颧骨突出部位出现严重的车轨样瘢痕而被迫退出试验。外用维 A 酸治疗后，皮损得到改善。另一名受试者因车轨样瘢痕程度较轻而坚持完成试验。研究者猜测，可能是由于操作人员治疗面部骨性突出部位时施力过度导致车轨样瘢痕[117]。尽管微针疗法相比其他治疗技术并发色素异常的风险较低，但仍受到多种因素影响，包括操作技术、联合使用的产品、合理的术后护理、患者皮肤状态等。

总结

微针疗法可有效治疗色素沉着性疾病，特别是对于肤色较深的患者。临床上，微针疗法可单独应用，也可利用其药物递送机制联合美白功效性产品、PRP 或其他生物制剂使用。尽管目前还未出台微针疗法的循证治疗方案，但试验研究已证实微针疗法适用于色素沉着性疾病的治疗，且疗效确切。

参考文献

1 Doddaballapur S. Microneedling with dermaroller. J Cutan Aesthet Surg. 2009; 2(2): 110-111.

2 Singh A, Yadav S. Microneedling: advances and widening horizons. Indian Dermatol Online J. 2016; 7(4): 244-254.

3 Cohen BE, Elbuluk N. Microneedling in skin of color: a review of uses and efficacy. J Am Acad Dermatol. 2016; 74(2): 348-355.

4 Bonati LM, Epstein GK, Strugar TL. Microneedling in all skin types: a review. J Drugs Dermatol. 2017; 16(4): 308-313.

5 Aust MC, Fernandes D, Kolokythas P, et al. Percutaneous collagen induction therapy: an alternative treatment for scars, wrinkles, and skin laxity. Plast Reconstr Surg. 2008; 121(4): 1421-1429.

6 Hou A, Cohen B, Haimovic A, Elbuluk N. Microneedling: a comprehensive review. Dermatol Surg. 2017; 43(3): 321-339.

7 Konicke K, Knabel M, Olasz E. Microneedling in dermatology: a review. Plast Surg Nurs. 2017; 37(3): 112-115.

8 Sahni K, Kassir M. DermaFracTM: an innovative new treatment for periorbital melanosis in a dark-skinned male patient. J Cutan Aesthet Surg. 2013; 6(3): 158-160.

9 Lima EA. Microneedling in facial recalcitrant melasma: report of a series of 22 cases. An Bras Dermatol. 2015; 90(6): 919-921.

10 Lima EVA, Lima M, Paixao MP, Miot HA. Assessment of the effects of skin microneedling as adjuvant therapy for facial melasma: a pilot study. BMC Dermatol. 2017; 17(1): 14.

11 Cassiano DP, Esposito ACC, Hassun KM, et al. Early clinical and histological changes induced by microneedling in facial melasma: a pilot study. Indian J Dermatol Venereol Leprol. 2019; 85(6): 638-641.

12 Ustuner P, Balevi A, Ozdemir M. A split-face, investigator-blinded comparative study on the efficacy and safety of Q-switched Nd: YAG laser plus microneedling with vitamin C versus Q-switched Nd: YAG laser for the treatment of recalcitrant melasma. J Cosmet Laser Ther. 2017; 19(7): 383-390.

13 Mikszta JA, Alarcon JB, Brittingham JM, et al. Improved genetic immunization via micromechanical disruption of skin-barrier function and targeted epidermal delivery. Nat Med. 2002; 8(4): 415-419.

14 Donnelly RF, Morrow DIJ, McCarron PA, et al. Microneedle-mediated intradermal delivery of 5-aminolevulinic acid: potential for enhanced topical photodynamic therapy. Journal of Controlled Release. 2008; 129(3): 154-162.

15 Mukerjee EV, Collins SD, Isseroff RR, Smith RL. Microneedle array for transdermal biological fluid extraction and in situ analysis. Sensors and Actuators A: Physical. 2004; 114(2): 267-275.

16 Alster TS, Graham PM. Microneedling: a review and practical guide. Dermatol Surg. 2018; 44(3): 397-404.

17 Hashim PW, Levy Z, Cohen JL, Goldenberg G. Microneedling therapy with and without platelet-rich plasma. Cutis. 2017; 99(4): 239-242.

18 Aust MC, Reimers K, Kaplan HM, et al. Percutaneous collagen induction-regeneration in place of cicatrisation? J Plast Reconstr Aesthet Surg. 2011; 64(1): 97-107.

19 Aust MC, Reimers K, Gohritz A, et al. Percutaneous collagen induction. Scarless skin rejuvenation: fact or fiction? Clin Exp Dermatol. 2010; 35(4): 437-439.

20　Eisert L, Zidane M, Waigandt I, et al. Granulomatous reaction following microneedling of striae distensae. J Dtsch Dermatol Ges. 2019; 17(4): 443-445.

21　Liebl H, Kloth LC. Skin cell proliferation stimulated by microneedles. The Journal of the American College of Clinical Wound Specialists. 2012; 4(1): 2-6.

22　Fernandes D. Minimally invasive percutaneous collagen induction. Oral Maxillofac Surg Clin North Am. 2005; 17(1): 51-63, vi.

23　Vandervoort J, Ludwig A. Microneedles for transdermal drug delivery: a minireview. Front Biosci. 2008; 13: 1711-1715.

24　Ramaut L, Hoeksema H, Pirayesh A, et al. Microneedling: where do we stand now? A systematic review of the literature. J Plast Reconstr Aesthet Surg. 2018; 71(1): 1-14.

25　Cichorek M, Wachulska M, Stasiewicz A, Tyminska A. Skin melanocytes: biology and development. Postepy Dermatol Alergol. 2013; 30(1): 30-41.

26　Moustakas A. TGF-beta targets PAX3 to control melanocyte differentiation. Dev Cell. 2008; 15(6): 797-799.

27　Hirobe T. Keratinocytes regulate the function of melanocytes. Dermatologica Sinica. 2014; 32(4): 200-204.

28　Iriarte C, Awosika O, Rengifo-Pardo M, Ehrlich A. Review of applications of microneedling in dermatology. Clinical, Cosmetic and Investigational Dermatology. 2017; 10: 289-298.

29　Rajanala S, Maymone MBC, Vashi NA. Melasma pathogenesis: a review of the latest research, pathological findings, and investigational therapies. Dermatol Online J. 2019; 25(10).

30　Sarkar R, Bansal A, Ailawadi P. Future therapies in melasma: what lies ahead? Indian J Dermatol Venereol Leprol. 2020; 86(1): 8-17.

31　Kwon SH, Na JI, Choi JY, Park KC. Melasma: updates and perspectives. Exp Dermatol. 2019; 28(6): 704-708.

32　Passeron T, Picardo M. Melasma, a photoaging disorder. Pigment Cell Melanoma Res. 2018; 31(4): 461-465.

33　Lee BW, Schwartz RA, Janniger CK. Melasma. G Ital Dermatol Venereol. 2017; 152(1): 36-45.

34　Handel AC, Miot LD, Miot HA. Melasma: a clinical and epidemiological review. An Bras Dermatol. 2014; 89(5): 771-782.

35　Torres-Alvarez B, Mesa-Garza IG, Castanedo-Cazares JP, et al. Histochemical and immunohistochemical study in melasma: evidence of damage in the basal membrane. Am J Dermatopathol. 2011; 33(3): 291-295.

36　Esposito ACC, Brianezi G, de Souza NP, et al. Ultrastructural characterization of damage in the basement membrane of facial melasma. Arch Dermatol Res. 2019.

37　Kwon SH, Hwang YJ, Lee SK, Park KC. Heterogeneous Pathology of Melasma and Its Clinical Implications. Int J Mol Sci. 2016; 17(6).

38　Hernandez-Barrera R, Torres-Alvarez B, Castanedo-Cazares JP, et al. Solar elastosis and presence of mast cells as key features in the pathogenesis of melasma. Clin Exp Dermatol. 2008; 33(3): 305-308.

39　Kang WH, Yoon KH, Lee ES, et al. Melasma: histopathological characteristics in 56 Korean patients. Br J Dermatol. 2002; 146(2): 228-237.

40　Kim EH, Kim YC, Lee ES, Kang HY. The vascular characteristics of melasma. J Dermatol Sci. 2007; 46(2): 111-116.

41　Ogbechie-Godec OA, Elbuluk N. Melasma: an up-to-date comprehensive review. Dermatol Ther (Heidelb). 2017; 7(3): 305-318.

42　Gupta AK, Gover MD, Nouri K, Taylor S. The treatment of melasma: a review of clinical trials. J Am

Acad Dermatol. 2006; 55(6): 1048-1065.

43 Murthy R, Roos JCP, Goldberg RA. Periocular hyaluronic acid fillers: applications, implications, complications. Curr Opin Ophthalmol. 2019; 30(5): 395-400.

44 van Smeden J, Janssens M, Boiten WA, et al. Intercellular skin barrier lipid composition and organization in Netherton syndrome patients. J Invest Dermatol. 2014; 134(5): 1238-1245.

45 Trommer H, Neubert RH. Overcoming the stratum corneum: the modulation of skin penetration. A review. Skin Pharmacol Physiol. 2006; 19(2): 106-121.

46 Hadgraft J. Skin, the final frontier. Int J Pharm. 2001; 224(1-2): 1-18.

47 Santoianni P, Nino M, Calabro G. Intradermal drug delivery by low-frequency sonophoresis (25 kHz). Dermatol Online J. 2004; 10(2): 24.

48 Rastogi SK, Singh J. Effect of chemical penetration enhancer and iontophoresis on the in vitro percutaneous absorption enhancement of insulin through porcine epidermis. Pharm Dev Technol. 2005; 10(1): 97-104.

49 Denet AR, Vanbever R, Preat V. Skin electroporation for transdermal and topical delivery. Adv Drug Deliv Rev. 2004; 56(5): 659-674.

50 Hui SW. Overview of drug delivery and alternative methods to electroporation. Methods Mol Biol. 2008; 423: 91-107.

51 Telang PS. Vitamin C in dermatology. Indian Dermatol Online J. 2013; 4(2): 143-146.

52 Wu S, Shi H, Wu H, et al. Treatment of melasma with oral administration of tranexamic acid. Aesthetic Plast Surg. 2012; 36(4): 964-970.

53 Dunn CJ, Goa KL. Tranexamic Acid. Drugs. 1999; 57(6): 1005-1032.

54 Taraz M, Niknam S, Ehsani AH. Tranexamic acid in treatment of melasma: a comprehensive review of clinical studies. Dermatol Ther. 2017; 30(3).

55 Kim SJ, Park JY, Shibata T, et al. Efficacy and possible mechanisms of topical tranexamic acid in melasma. Clin Exp Dermatol. 2016; 41(5): 480-485.

56 Lee JH, Park JG, Lim SH, et al. Localized intradermal microinjection of tranexamic acid for treatment of melasma in Asian patients: a preliminary clinical trial. Dermatol Surg. 2006; 32(5): 626-631.

57 Tan AWM, Sen P, Chua SH, Goh BK. Oral tranexamic acid lightens refractory melasma. Australas J Dermatol. 2017; 58(3): e105-e108.

58 Perper M, Eber AE, Fayne R, et al. Tranexamic acid in the treatment of melasma: a review of the literature. Am J Clin Dermatol. 2017; 18(3): 373-381.

59 Ismail ESA, Patsatsi A, Abd El-Maged WM, Nada E. Efficacy of microneedling with topical vitamin C in the treatment of melasma. J Cosmet Dermatol. 2019.

60 Fabbrocini G, De Vita V, Fardella N, et al. Skin needling to enhance depigmenting serum penetration in the treatment of melasma. Plast Surg Int. 2011; 2011: 158241.

61 Budamakuntla L, Loganathan E, Suresh DH, et al. A randomised, open-label, comparative study of tranexamic acid microinjections and tranexamic acid with microneedling in patients with melasma. J Cutan Aesthet Surg. 2013; 6(3): 139-143.

62 Badran MM, Kuntsche J, Fahr A. Skin penetration enhancement by a microneedle device (Dermaroller) in vitro: dependency on needle size and applied formulation. Eur J Pharm Sci. 2009; 36(4-5): 511-523.

63 Sarkar R. Idiopathic cutaneous hyperchromia at the orbital region or periorbital hyperpigmentation. J Cutan Aesthet Surg. 2012; 5(3): 183-184.

64 Roberts WE. Periorbital hyperpigmentation: review of etiology, medical evaluation, and aesthetic

treatment. J Drugs Dermatol. 2014; 13(4): 472-482.

65　Sheth PB, Shah HA, Dave JN. Periorbital hyperpigmentation: a study of its prevalence, common causative factors and its association with personal habits and other disorders. Indian J Dermatol. 2014; 59(2): 151-157.

66　Kontochristopoulos G, Kouris A, Platsidaki E, et al. Combination of microneedling and 10% trichloroacetic acid peels in the management of infraorbital dark circles. J Cosmet Laser Ther. 2016; 18(5): 289-292.

67　Mitsuishi T, Shimoda T, Mitsui Y, et al. The effects of topical application of phytonadione, retinol and vitamins C and E on infraorbital dark circles and wrinkles of the lower eyelids. J Cosmet Dermatol. 2004; 3(2): 73-75.

68　Epstein JS. Management of infraorbital dark circles. A significant cosmetic concern. Arch Facial Plast Surg. 1999; 1(4): 303-307.

69　Ma G, Lin XX, Hu XJ, et al. Treatment of venous infraorbital dark circles using a longpulsed 1,064-nm neodymium-doped yttrium aluminum garnet laser. Dermatol Surg. 2012; 38(8): 1277-1282.

70　Roh MR, Kim TK, Chung KY. Treatment of infraorbital dark circles by autologous fat transplantation: a pilot study. Br J Dermatol. 2009; 160(5): 1022-1025.

71　Sahni K, Kassir M. Dermafrac: an innovative new treatment for periorbital melanosis in a darkskinned male patient. J Cutan Aesthet Surg. 2013; 6(3): 158-160.

72　Kubiak M, Mucha P, Debowska R, Rotsztejn H. Evaluation of 70% glycolic peels versus 15% trichloroacetic peels for the treatment of photodamaged facial skin in aging women. Dermatol Surg. 2014; 40(8): 883-891.

73　Wang N, Liu H, Li X, et al. Activities of MSCs derived from transgenic mice seeded on ADM scaffolds in wound healing and assessment by advanced optical techniques. Cell Physiol Biochem. 2017; 42(2): 623-639.

74　Duncan DI. Microneedling with biologicals: advantages and limitations. Facial Plast Surg Clin North Am. 2018; 26(4): 447-454.

75　Haak C, Hannibal J, Paasch U, et al. Laser-induced thermal coagulation enhances skin uptake of topically applied compounds. Lasers Surg Med. 2017; 49(6): 582-591.

76　Kalluri H, Kolli CS, Banga AK. Characterization of microchannels created by metal microneedles: formation and closure. AAPS J. 2011; 13(3): 473-481.

77　Olesen UH, Mogensen M, Haedersdal M. Vehicle type affects filling of fractional laserablated channels imaged by optical coherence tomography. Lasers Med Sci. 2017; 32(3): 679-684.

78　Li ZJ, Choi HI, Choi DK, et al. Autologous platelet-rich plasma: a potential therapeutic tool for promoting hair growth. Dermatol Surg. 2012; 38(7pt1): 1040-1046.

79　Marx REJId. Platelet-rich plasma (PRP): what is PRP and what is not PRP? Implant Dent. 2001; 10(4): 225-228.

80　Kon E, Filardo G, Di Martino A, Marcacci M. Platelet-rich plasma (PRP) to treat sports injuries: evidence to support its use. Knee Surg Sports Traumatol Arthrosc. 2011; 19(4): 516-527.

81　Hausauer AK, Jones DH. PRP and Microneedling in Aesthetic Medicine: Thieme; 2019.

82　Çayırlı M, Çalışkan E, Açıkgöz G, et al. Regression of melasma with platelet-rich plasma treatment. Ann Dermatol. 2014; 26(3): 401-402.

83　Amini F, Ramasamy T, Yew CH. Response to intradermal autologous platelet rich plasma injection in refractory dermal melasma: Report of two cases. JUMMEC. 2015; 18(2): 1-6.

84　Hofny ER, Abdel-Motaleb AA, Ghazally A, et al. Platelet-rich plasma is a useful therapeutic option in melasma. J Dermatolog Treat. 2019; 30(4): 396-401.

85 Sirithanabadeekul P, Dannarongchai A, Suwanchinda A. Platelet-rich plasma treatment for melasma: A pilot study. J Cosmet Dermatol. 2019.

86 Lapeere H, Boone B, Schepper S, et al. Hypomelanoses and hypermelanoses. 2008; 7: 622-640.

87 De La Mata J. Platelet rich plasma. A new treatment tool for the rheumatologist? Reumatol Clin. 2013; 9(3): 166-171.

88 Kim DS, Park SH, Park KC. Transforming growth factor-β1 decreases melanin synthesis via delayed extracellular signal-regulated kinase activation. Int J Biochem Cell Biol. 2004; 36(8): 1482-1491.

89 Yang G, Li Y, Nishimura EK, et al. Inhibition of PAX3 by TGF-β modulates melanocyte viability. Mol Cell. 2008; 32(4): 554-563.

90 Yun WJ, Bang SH, Min KH, et al. Epidermal growth factor and epidermal growth factor signaling attenuate laser-induced melanogenesis. Dermatol Surg. 2013; 39(12): 1903-1911.

91 Moubasher AE, Youssef EM, Abou-Taleb DAE. Q-switched Nd: YAG laser versus trichloroacetic acid peeling in the treatment of melasma among Egyptian patients. Dermatol Surg. 2014; 40(8): 874-882.

92 Mochtar M, Ilona SE, Zulfikar D, et al. A split-face of dermaroller and intradermal injection with the autologous platelet rich fibrin lysate in the treatment of exogenous ocronosis: A case series. 2019.

93 Cha J, Falanga V. Stem cells in cutaneous wound healing. Clin Dermatol. 2007; 25(1): 73-78.

94 Lee HJ, Lee EG, Kang S, et al. Efficacy of microneedling plus human stem cell conditioned medium for skin rejuvenation: a randomized, controlled, blinded split-face study. Ann Dermatol. 2014; 26(5): 584-591.

95 Kim WS, Park SH, Ahn SJ, et al. Whitening effect of adipose-derived stem cells: a critical role of TGF-β1. Biol Pharm Bull. 2008; 31(4): 606-610.

96 Javelaud D, Alexaki VI, Mauviel A. Transforming growth factor-β in cutaneous melanoma. Pigment Cell Melanoma Res. 2008; 21(2): 123-132.

97 Jeon BJ, Kim DW, Kim MS, et al. Protective effects of adipose-derived stem cells against UVB-induced skin pigmentation. J Plast Surg Hand Surg. 2016; 50(6): 336-342.

98 Klar AS, Biedermann T, Michalak K, et al. Human adipose mesenchymal cells inhibit melanocyte differentiation and the pigmentation of human skin via increased expression of TGF-β1. J Investig Dermatol. 2017; 137(12): 2560-2569.

99 Nishimura EK, Suzuki M, Igras V, et al. Key roles for transforming growth factor β in melanocyte stem cell maintenance. Cell Stem Cell. 2010; 6(2): 130-140.

100 Kim WS, Park BS, Sung JH. Protective role of adipose-derived stem cells and their soluble factors in photoaging. Arch Dermatol Res. 2009; 301(5): 329-336.

101 Lee MJ, Kim J, Lee KI, et al. Enhancement of wound healing by secretory factors of endothelial precursor cells derived from human embryonic stem cells. Cytotherapy. 2011; 13(2): 165-178.

102 Fitzpatrick RE, Rostan EF. Reversal of photodamage with topical growth factors: a pilot study. J Cosmet Laser Ther. 2003; 5(1): 25-34.

103 Bos JD, Meinardi M. The 500 Dalton rule for the skin penetration of chemical compounds and drugs. Exp Dermatol. 2000; 9(3): 165-169.

104 Chopra K, Calva D, Sosin M, et al. A comprehensive examination of topographic thickness of skin in the human face. Aesthet Surg J. 2015; 35(8): 1007-13.

105 Bernard FX, Pedretti N, Rosdy M, Deguercy A. Comparison of gene expression profiles in human keratinocyte mono-layer cultures, reconstituted epidermis and normal human skin; transcriptional effects of retinoid treatments in reconstituted human epidermis. Exp Dermatol. 2002; 11(1): 59-74.

106 Rosdahl I, Andersson E, Kagedal B, Torma H. Vitamin A metabolism and mRNA expression of

retinoid-binding protein and receptor genes in human epidermal melanocytes and melanoma cells. Melanoma Res. 1997; 7(4): 267-274.

107　Johnstone CC, Farley A. The physiological basics of wound healing. Nurs Stand. 2005; 19(43): 59-65; quiz 6.

108　Lee JC, Daniels MA, Roth MZ. Mesotherapy, microneedling, and chemical peels. Clin Plast Surg. 2016; 43(3): 583-595.

109　Bal S, Kruithof A, Liebl H, et al. In vivo visualization of microneedle conduits in human skin using laser scanning microscopy. Laser Physics Letters. 2010; 7(3): 242-246.

110　El-Domyati M, Barakat M, Awad S, et al. Multiple microneedling sessions for minimally invasive facial rejuvenation: an objective assessment. Int J Dermatol. 2015; 54(12): 1361-1369.

111　Bhalla M, Thami GP. Microdermabrasion: reappraisal and brief review of literature. Dermatol Surg. 2006; 32(6): 809-814.

112　Cary JH, Li BS, Maibach HI. Dermatotoxicology of microneedles (MNs) in man. Biomed Microdevices. 2019; 21(3): 66.

113　Cercal Fucci-da-Costa AP, Reich Camasmie H. Drug delivery after microneedling: report of an adverse reaction. Dermatol Surg. 2018; 44(4): 593-594.

114　Elghblawi E. Intense retroauricular lymphadenopathy post-microneedling. J Cosmet Dermatol. 2019; 18(6): 2048-2049.

115　Soltani-Arabshahi R, Wong JW, Duffy KL, Powell DL. Facial allergic granulomatous reaction and systemic hypersensitivity associated with microneedle therapy for skin rejuvenation. JAMA Dermatol. 2014; 150(1): 68-72.

116　Yadav S, Dogra S. A cutaneous reaction to microneedling for postacne scarring caused by nickel hypersensitivity. Aesthet Surg J. 2016; 36(4): NP168-170.

117　Dogra S, Yadav S, Sarangal R. Microneedling for acne scars in Asian skin type: an effective low cost treatment modality. J Cosmet Dermatol. 2014; 13(3): 180-187.

第6章 微针疗法应用于痤疮和痤疮瘢痕治疗

Stuti Khare Shukla, Michael H. Gold　著

背景介绍

痤疮及其患病率

寻常痤疮是一种主要累及毛囊皮脂腺单位的慢性炎症性疾病[1-2]，临床可表现为开放性粉刺或闭合性粉刺，或两者兼有，以及各种炎症性皮损，包括丘疹、脓疱或结节[3]。寻常痤疮是全球十大常见疾病之一，也是最为常见的皮肤疾病之一[4]。其好发于 15 ~ 17 岁的青少年人群[2, 5]，青少年患病率高达 80%，成年人患病率为 5%[6]。

痤疮会对患者的生活质量造成显著影响[7]。与健康人群相比，痤疮患者抑郁症和焦虑症的发病率更高，尤其是对于那些生活质量已受到疾病影响的患者而言[8]，他们更有可能存在自信心不足并对外观形象不满。有效的治疗方案可显著改善痤疮患者的外观，提高生活质量和维护自尊[9]。

痤疮的病因及痤疮瘢痕的发病机制

目前认为痤疮的发病机制是多因素的，如皮脂分泌增多、皮脂质量变化、雄激素活性、毛囊内痤疮丙酸杆菌增殖以及毛囊过度角化[10]。

随着蓄积的皮脂和角质形成细胞结合在一起，角栓逐渐形成并阻塞毛囊皮脂腺导管，最终形成微粉刺[11]。痤疮丙酸杆菌（Cutibacterium acnes，C. acnes，以前称为 Propionibacterium acnes，P. acnes）增殖曾经被认为是皮脂腺细胞、角质形成细胞和单核细胞免疫反应的诱发因素。然而，最新的研究表明，皮肤微生态失衡（dysbiosis）会引起痤疮丙酸杆菌入侵和天然免疫应答激活，最终可能导致寻常痤疮中常见的慢性炎症性皮损[12]。

痤疮皮损中的皮脂腺毛囊被表面 Toll 样受体 2（Toll-like receptor 2，TLR2）高表达的巨噬细胞包围。TLR2 激活会促进转录核因子（transcription nuclear factor）的活化和细胞因子 / 趋化因子的产生。上述反应过程均会激发毛囊漏斗部炎症性病变、毛囊破裂和毛囊周围脓肿的形成，进而诱发机体创面愈合过程。皮肤损伤后会启动损伤愈合级联反应，这是最复杂的生物学活动之一，其中涉及各种可溶性化学介质和细胞外基质成分的参与[13]。

痤疮瘢痕的发病机制

损伤愈合过程包括三个阶段：炎症阶段、肉芽组织形成阶段和基质重塑阶段[14-15]。①炎症阶段：该阶段在痤疮后红斑、色素沉着及瘢痕形成中发挥重要作用，痤疮皮损早期炎症反应的及时治疗可能是预防痤疮瘢痕的最佳手段[16]。②肉芽组织形成阶段：受损组织得到修复，毛细血管新生；中性粒细胞逐渐被单核细胞所替代，随后单核细胞分化为巨噬细胞并释放多种生长因子（包括血小板源性生长因子）。损伤后 3～5 天，成纤维细胞开始合成新的胶原蛋白[17]。③基质重塑阶段：成纤维细胞和角质形成细胞合成分泌一系列酶，包括细胞外基质金属蛋白酶（matrix metalloproteinases，MMPs）的合成酶及其组织抑制剂。MMPs 可靶向作用于细胞外基质（extracellular matrix，ECM），启动裂解反应并降解细胞外基质。最终，MMPs 与其组织抑制剂的比例失衡导致产生萎缩性或增生性瘢痕[18-20]。

痤疮瘢痕的类型与流行病学

继发瘢痕是痤疮的常见并发症，作为一种皮肤损容性外观，会对患者心理造成严重的负面影响[21]。在活动性痤疮愈合过程中，皮肤损伤可能会导致瘢痕形成。虽然活动性痤疮病程可持续 10 年或更久，但痤疮瘢痕的病程更久，可能伴随终身[22]。一项关于痤疮瘢痕患病率的研究显示，痤疮瘢痕的类型和严重程度与既往痤疮的发病部位、严重程度及病程相关。性别并非面部遗留瘢痕的影响因素，多达 95% 的痤疮病例会出现面部瘢痕[23]。目前，已有多种面部痤疮瘢痕的分类标准和量表[24]。严重炎性结节囊性痤疮继发瘢痕的概率较高，而浅表型炎症皮损或指甲挤抠皮损后也有可能遗留瘢痕[21]。根据痤疮愈后胶原蛋白的异常增多或减少，痤疮瘢痕可分为三种类型：增生性瘢痕、瘢痕疙瘩和萎缩性瘢痕。一名患者的同一皮肤区域可能出现一种或多种类型的痤疮瘢痕[25-26]。痤疮不完全愈合将导致胶原蛋白沉积不足，形成萎缩性瘢痕；而痤疮过度愈合则会导致纤维组织隆起性结节，形成增生性瘢痕或瘢痕疙瘩[27]。

痤疮瘢痕患者中，萎缩性瘢痕的比例高达 80% ~ 90%，少部分为增生性瘢痕。萎缩性瘢痕可进一步分为冰锥型（ice pick）、滚轮型（rolling）和厢车型（boxcar）[6]。每种类型萎缩性瘢痕的确切患病率难以计算，但一些评估性报告指出，在萎缩性瘢痕中，冰锥型比例高达 60% ~ 70%，厢车型为 20% ~ 30%，滚轮型为 15% ~ 25%[1, 6]。上述萎缩性瘢痕的分类依据均是基于其潜在的瘢痕组织病理学差异。冰锥型瘢痕外形较窄小（＜2 mm），但可垂直累及至真皮深层或皮下组织层。滚轮型瘢痕边缘相对平滑，累及深度较浅，皮肤底层结构正常，瘢痕宽 4 ~ 5 mm。此类瘢痕通常是由于异常纤维束将真皮层锚定至皮下组织层，造成皮肤凹陷性外观。有效治疗的关键在于纠正皮损中的异常纤维锚定。厢车型瘢痕外观为圆形至椭圆形或矩形的皮肤凹陷，边缘明显垂直，可浅（0.1 ~ 0.5 mm）、可深（＞0.5 mm）。浅在性厢车型瘢痕较深在性厢车型瘢痕对浅表修复性治疗方法的反应性更好[6]。

治疗方法简介

痤疮瘢痕是一种顽固难治性疾病。瘢痕个体化差异（颜色、质地及形态等）均会影响治疗方法的选择[25]。痤疮早期及时有效治疗或许是预防或控制痤疮瘢痕最有效的治疗策略[2, 24]。

多种治疗手段已用于治疗痤疮瘢痕，包括各种有创和无创治疗方法。遗憾的是，即使是最昂贵的治疗技术也难以完全治愈痤疮瘢痕。因此，临床上对侵入性更小、效果更好的治疗方法的需求在不断增加[28]。

微针疗法（或称经皮胶原诱导疗法）是治疗痤疮瘢痕的一种新型治疗技术。已有研究证实，微针疗法是治疗萎缩性痤疮瘢痕简单且有效的方法[29]。其他非能量治疗技术包括皮下分离术、皮肤磨削术/微晶磨削术、组织填充术和化学剥脱术。

化学剥脱术适用于治疗轻度痤疮皮损和浅表型萎缩性痤疮，此类皮损对轻度和中/深度化学剥脱反应性良好，如20%～35%三氯乙酸（TCA）、α-羟基酸、水杨酸以及 Jessener 溶液[6]。

过去10年里，使用TCA进行皮肤瘢痕化学重建术（chemical reconstruction of skin scars, CROSS）治疗冰锥型瘢痕的方法一直得到皮肤科医生和专业美容从业者的认可。具体操作方法为：将高浓度TCA涂抹在锐利的木制工具上，随后紧压于萎缩性痤疮瘢痕的皮损上，观察至白色霜状物出现[30]。高浓度TCA会导致表皮凝固性坏死，诱发启动损伤愈合机制，促进胶原蛋白合成增加，改善瘢痕外观[31]。然而，此类化学剥脱治疗方法对于深在性萎缩性瘢痕的疗效有限；而且由于存在诱发色素沉着的风险，肤色较深的患者应谨慎采取这种治疗手段。深度化学剥脱治疗发生并发症（如色素沉着和瘢痕）的风险较高，故这种治疗方法已较少用于治疗痤疮瘢痕[32]。

环钻切取术（punch excision）是一种有效治疗冰锥型和深在性车厢型瘢痕的方法。该治疗方法使用活检穿孔器（punch biopsy instrument）移除累及皮下脂肪层的深在性萎缩性瘢痕组织，然后用缝线缝合[6]。该治疗方法疗效好，但存在继发性瘢痕扩大的风险。

皮肤磨削术（dermabrasion）在治疗过程中需要使用砂纸及过氧化氢溶液止血，或手持连接有锯齿轮、钢丝刷或菱形铰刀的旋转磨削机进行操作，以移除表皮层和真皮浅层[33-34]。通过移除皮肤浅表层，诱发损伤愈合反应和胶原蛋白新生，瘢痕外观变得更光滑平整[6]。皮肤磨削术可有效治疗浅在性萎缩性痤疮瘢痕，如滚轮型或浅在性厢车型瘢痕，对于冰锥型瘢痕疗效不明显[31]。

有学者提出，可将注射性填充剂用于治疗萎缩性瘢痕以改善瘢痕的外观，其中最常见的填充技术包括胶原蛋白填充、自体脂肪移植以及注射人造填充剂[35]。疗效可维持3～18个月，取决于所用填充剂的类型。透明质酸作为一种暂时性填充剂，疗效可持续3～12个月[6]。Hasson 和 Romero 使用透明质酸（Esthélis, Anteis, S.A., Geneva, Switzerland）治疗12名痤疮瘢痕患者，其中74%的患者取得良好至显著的疗效[36]。最新的一项研究使用改良的垂直塔形注射技术（vertical tower technique）对5名患者进行2次透明质酸注射治疗，可观察到瘢痕数量平均减少了68%[2]。

能量治疗技术（energy-based devices）如传统的剥脱性激光重建术（ablative laser resurfacing）也可用于痤疮瘢痕的治疗。通过移除瘢痕表皮层和部分真皮层，剥脱性激光皮肤重建术可诱发胶原蛋白重塑和再上皮化（re-epithelialization）[21]。患者通常只需一次治疗，但治疗后可能出现不良反应，包括持续性红斑、色素减退、色素沉着、感染以及遗留瘢痕，且其术后愈合期较长（长达 2 周）[24]。

非剥脱性激光重建术（nonablative laser resurfacing）可在保护表皮层的同时造成皮肤热损伤，这种皮肤热损伤可促进胶原蛋白的新生，从而诱导胶原蛋白重塑，改善皮损外观[37]。

点阵激光重建术（fractional laser resurfacing）顾名思义，是"规律分布的激光阵列在皮肤表面形成点阵式热损伤微孔，引起表皮层和真皮层组织的损伤刺激"[38]。这种治疗方法比非剥脱性重建术的疗效更佳，同时比剥脱性重建术恢复更快[39]。

上述传统能量治疗技术存在的明显不足促使学者研究更为有效的非剥脱性治疗方法，即在可以保护角质层和表皮层屏障功能的同时诱导真皮层胶原新生。而涉及能量的治疗技术（非剥脱性激光、点阵激光和强脉冲光激光）在操作时仍然存在热损伤和组织坏死的风险[40]。

微针疗法

微针疗法又称胶原蛋白诱导疗法，是治疗痤疮瘢痕的一种相对新颖的方法。已有研究证实，微针疗法具有疗效佳、安全性高和术后恢复快等优势，其推广和应用受到越来越多的患者和临床医生的欢迎[41]。

微针疗法的具体操作是使用已消毒微针反复穿刺皮肤。微针疗法的治疗理念可追溯至 1995 年，Orentreich 等率先提出皮下分离术（subcision）的概念，即使用皮下注射针穿刺诱导皮肤凹陷性瘢痕下的损伤愈合过程。具体操作为：使用三棱单针刺入皮损区域，破坏皮损下异常结缔组织，对硬化的皮肤进行剥离[41]。

2006 年，Fernandes 设计出首款微针治疗器械，即现代皮肤滚轮微针（Dermaroller®）的原型（Dermaroller Deutschland GmbH, Wolfenbuettel, Germany）[29]。

该滚轮微针外形为转鼓式器械，滚轮上镶嵌大量尖细的不锈钢锐针（针长 0.25 ~ 3 mm），可精细地进行皮肤穿刺[42]。为探究微针疗法的作用机制，学者们进行了各种动物和人体实验，并提出假说：萎缩性痤疮瘢痕中产生大量的物理性微通道，可分离真皮浅层中的致密胶原蛋白束，同时诱导皮损区域新生胶原蛋白和弹性蛋白[43-44]。大量的微损伤直接刺激多种生长因子释放，诱导真皮内胶原蛋白和弹性蛋白的合成和沉积。

更具体地说，皮肤表面微通道的产生诱导可控的皮肤损伤，并将表皮损伤程度降至最低，进而诱发皮肤损伤愈合级联反应（炎症期、增生期和重塑期）。这一系列过程促进释放血小板源性生长因子、成纤维细胞生长因子（FGF）和转化生长因子（TGF-α 和 TGF-β）[29,45]，成纤维细胞发生增殖和迁移，随后血管新生和新生胶原沉积[46]。表皮损伤后，纤维连接蛋白网络开始重建，为 Ⅲ 型胶原沉积提供基质，最终被 Ⅰ 型胶原取代。该转变过程可能需要数周至数月的时间[47]。研究证实，1.5 mm 微针穿刺时，新生胶原的沉积深度达到 $500 \sim 600$ μm。4 次微针治疗（间隔 1 个月）后的皮肤组织学检查结果证实，术后 6 个月，胶原蛋白和弹性蛋白沉积率高达 400%；术后 1 年观察到表皮棘层增厚，表皮嵴正常化[47]。正常胶原纤维束相互交织成网，而瘢痕组织中的胶原纤维束则呈平行走向。多次微针治疗后 1 年的组织学分析发现，真皮网状层中正常网状结构的胶原纤维沉积增加，弹力纤维沉积增加，表皮层增厚（颗粒层增生），角质层和表皮嵴正常化。Aust 等证实 TGF-β3 的表达上调可促进无瘢痕化损伤愈合和皮肤再生。微针治疗后，TGF-β3 与 TGF-β1 和 TGF-β2（后者是导致纤维化瘢痕形成的原因）的比值改变，这可能是诱导再生过程的主要原因[48]。

Liebl 和 Kloth 提出另一种关于微针疗法作用机制的假说[49]。正常情况下，细胞的静息细胞膜电位约为 $- 70$ mV，当微针（特别是金属微针）靠近细胞膜时，细胞内电位迅速上升至 $- 100$ mV，刺激细胞活性增加，细胞合成和分泌多种蛋白质、钾离子和生长因子，诱导成纤维细胞迁移至微损伤处，进而胶原蛋白新生。因此，微针并未造成真正意义上的损伤，而是造成创面假象刺激机体启动损伤愈合过程[50-52]。然而，上述潜在作用机制还需要更多的实验研究证实。

微针疗法操作过程

微针疗法是一项在局部麻醉下实施的、操作简单、可应用于诊所的治疗技术。根据治疗区域的面积，治疗需要 $10 \sim 20$ min。操作时，单手牵拉皮肤，另一只手持滚轮微针器械沿水平、垂直和斜向各滚动 5 次，滚轮与皮肤平面垂直。以出现可控的均匀点状出血为治疗终点[53]。患者对操作过程耐受性好，治疗后出现轻度红斑和水肿（持续 2 ~ 3 天），无其他严重不良反应。休工期短，治疗后次日患者即可恢复日常工作。治疗间隔一般设置为 3 ~ 8 周，通常需要多次治疗才能获得预期的治疗效果。

微针操作器械

目前，美国食品药品监督管理局（Food and Drug Administration, FDA）已注册多种机械性微针操作器械，主要为 Dermaroller 或 Dermapen®（Dermapen, Salt Lake City, UT, USA）及其迭代技术[53-54]。

标准医用滚轮微针具有 12 mm 长的手柄，手柄末端连接 2 mm × 2 mm 宽的圆柱形滚轮，滚轮镶嵌 192 根（8 列，每列 24 根）尖细锐针组成的微针阵列，针长 0.5 ~ 3 mm，针体直径 0.1 ~ 0.25 mm[54]。上述一次性使用微针是用硅或医用级不锈钢通过反应性离子刻蚀技术（reactive ion etching techniques）加工而成。使用前经过 γ 射线预消毒灭菌。针长 2 mm，直径 0.07 mm，针数 192 根的标准医用滚轮微针在同一皮肤区域滚动 15 次，可在每平方厘米真皮乳头层形成大约 250 个微孔（根据施加压力程度会有数量差异）[55]。滚轮在皮肤表面的每一次接触，在角质层每平方厘米大约形成 16 个微刺孔，表皮层无明显受损[53]。

在过去的 10 年里，原有简单的皮肤滚轮微针已经日趋改进和完善。目前的微针治疗器械市场仍在高速发展，基于微针针长、滚轮尺寸和手动或自动的微针操作器械种类繁多。其中，微针器械之间最重要的差异是针长。如第 1 章所述，微针针长与直径之间的最佳比例为 13 : 1[48]。痤疮瘢痕常规治疗通常选用 1.5 ~ 2 mm 针长。两次微针治疗之间的最短疗程间隔取决于所使用的微针针长。针长越长，疗程间隔时间应该越长。当使用 1.5 mm 针长的微针时，疗程间隔应至少 3 周[53]。

Anastassakis 在滚轮微针类型系列介绍中描述过 5 种在 FDA 注册的常规医用滚轮微针，后续多数滚轮微针工艺的革新均是以这 5 种基本类型为基础[56]。

- C-8（美容微针）：是基础型滚轮微针，如本章前面所述，针长仅 0.13 mm（130 μm），适用于提高外用药物的渗透吸收，无明显疼痛感。
- C-8HE（用于头皮区域的美容微针）：针长 0.2 mm（200 μm），无明显疼痛感。

- CIT-8（用于诱导胶原合成的医用微针）：针长 0.5 mm（500 μm），可用于诱导胶原再生和皮肤重塑。

- MF-8（医用微针）：针长 1.5 mm（1500 μm），可在表皮层和真皮层产生深在性微通道，同时破坏瘢痕组织中的异常胶原束。

- MS-4（医用微针）：唯——种窄轮型滚轮微针，滚筒宽度 1 cm，直径 2 cm，滚轮上镶嵌 4 列 1.5 mm 微针阵列（针数共 96 根），适用于需要更高精准度和更深穿刺深度的皮肤治疗区域，主要用于面部痤疮瘢痕的治疗。

家用型滚轮微针

　　家用型滚轮微针（C-8）可由患者自行使用，其针长不超过 0.15 mm。此滚轮微针适用于改善毛孔粗大和减少皮脂分泌，以及促进外用药物透皮吸收。另有获得批准上市的家用型滚轮微针套盒，名为 Beauty Mouse®（Dermaroller Deutschland GmbH），其包含 3 个独立的滚轮微针替换针头，镶嵌有 480 根针长约 0.2 mm 的微针，3 个滚轮微针针头由专门设计的外形与计算机鼠标相似的收纳盒保存[57]。

　　其他类型的微针操作器械是在机械性微针的基础上进行进一步的工艺设计。Dermapen 是一种笔式电动微针操作器械，使用一次性针头，针长可根据需要进行调整，设计符合人体工程学，适用于点阵式机械性皮肤重建。针头尖端嵌有 9～12 根微针阵列。其利用可充电电池进行操作，具备两种运行模式，即高速模式（700 转/分）和低速模式（412 转/分），通过振动盖章方式进行操作[58]。其优点是由于使用一次性针头，设备可在不同患者中重复使用；由于微针隐藏在保护套中，安全性相对较高；针头出针速度和刺入深度可简便调节，不仅能有效治疗大面积治疗区域，还能根据需求使用不同穿刺深度的微针，更方便地治疗狭窄区域，如鼻部、眼周和口周，减少对邻近皮肤的损伤。此工艺技术旨在克服手动微针治疗操作中施力不均的问题[41]，减少治疗过程产生的疼痛感[59]。

点阵射频微针

　　近来出现一项广受欢迎的新兴治疗技术，即点阵射频微针技术。微针点阵模式与射频能量的结合进一步扩大了微针治疗的应用前景。绝缘射频微针可穿透皮肤，针尖释放射频能量，在不损害表皮层的情况下，对真皮层结构成分及皮肤附属腺体造成局部热损伤[60-61]，诱导长周期的真皮重塑过程、新生弹性蛋白和胶原蛋白的合成。进针深度可调，针长范围0.5～3.5 mm，临床医生可根据真皮层靶向深度调节针长进行治疗[61]。操作人员可通过调节射频能量的脉冲功率和持续时间来控制组织损伤程度。

主要的射频微针能量传递系统为嵌有49根镀有黄金的微针。射频微针（microneedling radiofrequency, MNRF）规避了对表皮层的损伤，对肤色较深的患者安全性较高[53]。目前已上市多种MNRF操作设备，包括Infini™（Lutronic Co., Goyang-si, Korea）、INTRAcel™（Jeisys, Seoul, Korea）、Vivace™（Aesthetic Biomedical, USA）和Scarlet™点阵射频微针系统（ViOL, South Korea）和Intensif™（ENDYMED, Israel）。图6.1所示为使用点阵射频微针治疗的案例。

LED微针器械（Light emitting microneedling device）

LED滚轮微针是一种最近兴起的微针治疗设备，微针材质为钛合金[58]。但是目前尚未见已发表的关于其疗效的研究数据，该操作设备的应用及治疗方法尚待探索。

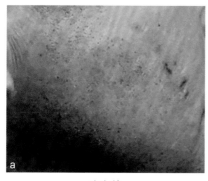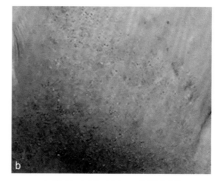

治疗前　　　　　　　　　　　　　　　4次 EndyMed Intensif 治疗后

图6.1　接受点阵射频微针治疗患者的局部皮肤治疗前（a）和治疗后（b）（图片来源：Michael H.Gold, MDGold Skin Care Center, The Laser and Rejuvenation Center, Nashville, TN）

微针给药系统

微针给药系统是一种微创性、痛感轻的经皮给药方法[62]。可用于透皮给药的微针类型包括实心微针、涂层微针、溶解型微针、空心微针和微加工技术合成的可溶胀聚合物微针[57]。常见微针制备材料包括硅、金属（如钛）、天然和合成聚合物以及多糖类物质等。涂层实心微针可刺穿浅表皮肤，完成外用药物递送和吸收。可溶解或可生物降解的溶解型微针以及空心微针可将药物直接递送至真皮层[62]。

讨论

目前，关于微针疗法应用于痤疮瘢痕治疗的研究数量较多。其作用原理与剥脱性激光治疗具有明显差异，微针可穿透表皮层却不剥离表皮层，故微针疗法具有安全性高、休工期短的特点[29]。微针疗法是一种成本相对较低且微创性的治疗方法，具有明显的优势：术后炎症后色素沉着概率较低，恢复期相对较短（一般 2 ~ 3 天）且成本较低[62]。

迄今共有 8 项关于微针治疗痤疮瘢痕的试验研究，皮损涉及多种形态分型的瘢痕。其中 5 项研究单独使用微针治疗；一项研究将微针疗法与乙醇酸（glycolic acid, GA）化学剥脱进行疗效对比；另一项研究对微针疗法联合富血小板血浆（PRP）应用的疗效进行了探讨[63]。

Fabbrocini 等对 32 名患者使用 MS-4 滚轮微针（针长 1.5 mm，直径 0.25 mm，针数 96）进行了 2 次微针治疗（疗程间隔 8 周）[11]。第一次疗程结束 8 周后，所有患者面部皮肤均变得光滑，瘢痕严重程度轻度改善；第二次疗程结束 8 周后，瘢痕外观显著改善。

研究证实，微针联合治疗的疗效更佳。一项研究对比了微针单独治疗与联合 GA 化学剥脱的治疗效果[64]。受试者平均分为两组，A 组单独进行 MF-8 滚轮微针治疗（针长 1.5 mm，直径 0.25 mm，针数 192，治疗次数 5 次，疗程间隔 6 周）；B 组采取同样方案的微针治疗，每次微针治疗 3 周后进行 35% GA 化学剥脱治疗。结果显示，A 组受试者的瘢痕平均改善率为 31.33%，B 组为 62%。

Alam 等进行了一项随机、半侧脸、安慰剂对照临床试验，探究微针治疗多种形态瘢痕的治疗效果[65]。受试者人数 15 人，使用 MTS 滚轮微针，CR10（1.0 mm）或 CR20（2.0 mm），治疗次数 3 次，间隔 2 周。治疗后 6 个月时，采取微针治疗的半侧脸平均瘢痕评分明显低于治疗前评分；而在作为对照的半侧脸，治疗后 3 个月和 6 个月时的平均瘢痕得分与治疗前没有显著差异。治疗过程中平均疼痛评分为 1.08/10。

一项纳入 27 例受试者的半侧脸研究进一步对比了微针治疗联合 PRP 或维生素 C 的疗效[66]。研究者使用 1.5 mm、192 针数的滚轮微针进行治疗，使用古德曼 - 巴伦瘢痕分级（Goodman and Baron scale）对瘢痕改善程度进行评分。评分改善程度达到 2 级及以上变化视为疗效显著，改善程度达到 1 级视为治疗效果良好，评分等级无变化视为疗效较差。其中，23 名患者瘢痕改善程度达到 1 ~ 2 级；联合维生素 C 治疗组有 2 名受试者（7%）疗效显著，少于联合 PRP 治疗组中达到疗效显著的受试者数量（5 名 /18.5%）。

Dogra 等对亚洲人群接受微针治疗萎缩性痤疮瘢痕的疗效进行了临床试验，受试者 30 名，皮损表现为面部混合型萎缩性痤疮瘢痕[28]。研究采用针长 1.5 mm、直径 0.1 mm、针数 192 的转鼓式滚轮微针，治疗次数 5 次，疗程间隔 1 个月，治疗终点为均匀针点状出血。受试者平均痤疮瘢痕基线评分为 11.73 ± 3.12 分；治疗 5 个月后随访时，平均瘢痕评分降至 6.5 ± 2.71 分。其中，中重度瘢痕患者的平均评分变化分别为 4.56 ± 1.31 分和 6.00 ± 1.66 分；4 名受试者（13.3%）疗效显著，20 名受试者（66.6%）疗效良好，6 名受试者（20.0%）无明显疗效。

另一项研究对比了 PRP 单一治疗、采用 100% TCA 的 CROSS 剥脱治疗以及微针联合 PRP 治疗萎缩性痤疮瘢痕的疗效。3 组受试者治疗后，痤疮瘢痕严重程度均有显著改善（$P<0.001$）[67]。

El-Domyati 等对 10 例不同分型萎缩性痤疮瘢痕患者进行了滚轮微针治疗效果评价（针长 1.5 mm、直径 0.25 mm、针数 192）[29]。其中，患者满意度为 80% ~ 85%（$P=0.001$）。将微针治疗前后 10 名面部萎缩性痤疮瘢痕患者的皮肤组织学变化进行量化，治疗前后分别进行皮肤组织活检。结果证实，治疗结束后，Ⅰ型、Ⅲ型和Ⅶ型胶原蛋白含量均出现统计学意义上的显著增加，弹性蛋白总含量有所下降（$P<0.05$）。

在一项队列研究中，Majid 依据临床效果而非组织学变化对微针治疗面部萎缩性瘢痕进行了疗效评估[50]。37 名受试者接受滚轮微针治疗，并进行 2 个月的术后随访。使用一种 10 级评分量表进行评估，其中，超过 80%

的受试者认为治疗效果显著，客观评价中 94.4% 的患者瘢痕严重程度至少降低 1 个等级。

一些研究将激光治疗和微针治疗进行了疗效对比。Cachafeiro 等对比了 1340 nm 非剥脱性点阵铒激光和滚轮微针（Dr. Roller™, Vydence Medical, Sao Carlos, Sao Paulo, Brazil）分别治疗 46 名面部萎缩性痤疮瘢痕患者的疗效[68]。受试者被平均分为两组，所有受试者在治疗 2 个月和 6 个月后面部瘢痕均有改善，两组受试者的面部瘢痕改善程度无明显统计学差异（$P=0.264$）。虽然两种治疗方法疗效相似，但是采取微针治疗的患者术后一过性红斑平均持续 1 天，较激光治疗组患者术后红斑维持时间更短（平均持续 3 天）。此外，激光治疗组 13.6% 的患者出现炎症后色素沉着 / 减退，而微针治疗组患者未见上述不良反应。

Garg 和 Baveja 的一项临床试验评估了皮下分离术、微针疗法和 15% 三氯乙酸剥脱联合治疗 50 名萎缩性痤疮瘢痕患者的疗效，治疗次数共 6 次[69]。治疗后，所有 2 级瘢痕患者和 22.7% 的 3 级瘢痕患者皮损得到完全改善。此外，16 名 4 级瘢痕患者中，有 10 名患者瘢痕改善程度达到 2 级，其余 6 名患者皮损改善程度达到 1 级。总体而言，100% 的受试者瘢痕客观改善程度至少达到 1 个等级。

Pudukudan 等评估了非绝缘射频微针治疗肤色较深（Fitzpatrick 皮肤分型Ⅲ～Ⅴ型）患者面部萎缩性痤疮瘢痕的有效性和安全性，证实射频微针治疗无明显疼痛感，休工期短[70]。Chandrashekhar 等对 31 名面部中重度痤疮瘢痕患者进行了射频微针治疗的疗效评价（治疗次数 4 次，治疗间隔 6 周）。其中，13 名 4 级瘢痕患者中，有 12 名（85.71%）的瘢痕改善程度达到 2 级，即古德曼 - 巴伦瘢痕分级（Goodman and Baron scale）从 4 级降低至 2 级；17 名 3 级瘢痕患者中，有 13 名（76.47%）的瘢痕改善程度达到 2 级，4 名（23.52%）瘢痕改善评分降低 1 级[61]。

点阵射频微针治疗对于活动性寻常痤疮的疗效也已得到证实。一项治疗 18 名中重度 Fitzpatrick 皮肤分型Ⅳ～Ⅴ型寻常痤疮患者的研究中，受试者接受 2 次点阵射频微针治疗，治疗间隔 1 个月。其中，16 名受试者炎症性痤疮的皮损数量和严重程度均得到客观性临床改善。除此之外，其他皮肤问题如痤疮瘢痕、面部毛孔粗大、肤色和肤质均有所改善[71]。

另一项纳入 20 名韩国寻常痤疮患者的试验研究发现，受试者接受单次全脸点阵射频微针治疗。治疗 2 周后，随机皮脂含量和皮脂分泌率分别降低 30%～60% 和 70%～80%；治疗后第 8 周（试验研究结束时），皮脂含量和分泌率仍然低于原有治疗前的基线水平[72]。

在一项前瞻性临床试验中，25 例中重度痤疮患者接受点阵射频微针治疗。治疗结果证实，痤疮皮损（炎症性和非炎症性）数量明显减少，而炎症性痤疮的疗效优于非炎症性痤疮[73]。

射频微针治疗可通过多个微针电极直接将射频能量传递到真皮层，形成局部微热损伤区（microthermal zone，MTZ），微热损伤区之间的皮肤结构保持完整。由于点阵射频微针能将射频能量以分区点阵模式递送并调节皮肤中的细胞因子水平，因此，点阵射频微针治疗能有效缩短寻常痤疮治疗的术后休工期[73]。

总结

微针治疗是近年来新兴的可应用于痤疮和痤疮瘢痕的治疗技术。自 20 年前首个滚轮微针发明以来，各种新型微针治疗器械相继问世。局部麻醉后通过使用简单的微针器械，如滚轮微针、电动微针或其他微针器械，即可在诊室完成治疗操作。微针穿刺对皮肤造成针点状微细损伤，可在 2～3 天内自行愈合，未出现其他治疗常见的不良反应/并发症。微针治疗在痤疮瘢痕的治疗中受到越来越多全球皮肤科医生的认同，相较于激光重建术，其具有明显的优势：微针治疗不会造成激光治疗可见的任何表皮损伤，可显著降低肤色较深的患者继发炎症后色素沉着的概率。与剥脱性激光重建术不同的是，微针治疗后休工期较短，治疗花费较少。综上所述，微针疗法是一种操作简单、成本较低的治疗方法，不良反应少、安全性高。未来迫切需要开展更多关于微针疗法疗效与应用的大样本对照临床试验研究。

参考文献

1　Fabbrocini G, Annunziata MC, D'Arco V, et al. Acne scars: pathogenesis, classification and treatment. Dermatol Res Pract. 2010: 893080.

2　Williams C, Layton AM. Persistent acne in women: implications for the patient and for therapy. American Journal of Clinical Dermatology. 2006; 7(5): 281-290.

3　Strauss JS, Krowchuk DP, Leyden JJ, et al. Guidelines of care for acne vulgaris management. J Am Acad Dermatol. 2007; 56(4): 651-663. Epub 2007 Feb 5.

4 Abdel Hay R, Shalaby K, Zaher H, et al. Interventions for acne scars. Cochrane Database Syst. Rev. 2016; 4(4): CD011946.

5 Collier CN, Harper JC, Cafardi JA, et al. The prevalence of acne in adults 20 years and older. J Am Acad Dermatol. 2008; 58(1): 56-59.

6 Jacob CI, Dover JS, Kaminer MS. Acne scarring: a classification system and review of treatment options. J Am Acad Dermatol. 2001; 45: 109-117.

7 Dalgard F, Gieler U, Holm JO, et al. Self-esteem and body satisfaction among late adolescents with acne: results from a population survey. Journal of the American Academy of Dermatology. 2009; 59(5): 746-751.

8 Conrado LA, Hounie AG, Diniz JB, et al. Body dysmorphic disorder among dermatologic patients: prevalence and clinical features. Journal of the American Academy of Dermatology. 2010; 63(2): 235-243.

9 Purvis D, Robinson E, Merry S, Watson P. Acne, anxiety, depression and suicide in teenagers: a cross-sectional survey of New Zealand secondary school students. J Paediatr Child Health. 2006; 42(12): 793-796.

10 Kurokawa I, Danby FW, Ju Q, et al. New developments in our understanding of acne pathogenesis and treatment. Experimental Dermatology. 2009; 18(10): 821-832.

11 Dreno B, Pecastaings S, Corvec S, et al. Cutibacterium acnes (Propionibacterium acnes) and acne vulgaris: a brief look at the latest updates. J Eur Acad Dermatol Venereol. 2018; 32(Suppl 2): 5-14.

12 Fitz-Gibbon S, Tomida S, Chiu BH, et al. Propionibacterium acnes strain populations in the human skin microbiome associated with acne. J Investig Dermatol. 2013; 133: 2152-2160.

13 Kim J, Ochoa MT, Krutzik SR, et al. Activation of toll-like receptor 2 in acne triggers inflammatory cytokine responses. Journal of Immunology. 2002; 169(3): 1535-1541.

14 Wolfram D, Tzankov A, Pülzl P, Piza-Katzer H. Hypertrophic scars and keloids—a review of their pathophysiology, risk factors, and therapeutic management. Dermatol Surgery. 2009; 35(2): 171-181.

15 Cowin AJ, Brosnan MP, Holmes TM, Ferguson MWJ. Endogenous inflammatory response to dermal wound healing in the fetal and adult mouse. Dev Dyn. 1998; 212(3): 385-393.

16 Stadelmann WK, Digenis AG, Tobin GR. Physiology and healing dynamics of chronic cutaneous wounds. American Journal of Surgery. 1998; 176(2A): 26S-38S.

17 Baum CL, Arpey CJ. Normal cutaneous wound healing: clinical correlation with cellular and molecular events. Dermatol Surg. 2005; 31(6): 674-686.

18 Midwood KS, Williams LV, Schwarzbauer JE. Tissue repair and the dynamics of the extracellular matrix. Int J Biochem Cell Biol. 2004; 36(6): 1031-1037.

19 Holland DB, Jeremy AHT, Roberts SG, et al. Inflammation in acne scarring: a comparison of the responses in lesions from patients prone and not prone to scar. Br J Dermatol. 2004; 150(1): 72-81.

20 Martin P, Leibovich SJ. Inflammatory cells during wound repair: the good, the bad and the ugly. Trends in Cell Biology. 2005; 5(11): 599-607.

21 Patel MJ, Antony A, Do T, et al. Atrophic acne scars may arise from both inflammatory and non-inflammatory acne lesions. 2010 Annual Meeting of the Society for Investigative Dermatology, Atlanta, GA United States.

22 Jordan RE, Cummins CL, Burls AJ, Seukeran DC. Laser resurfacing for facial acne scars. Cochrane Database Syst. Rev. 2001; 1.

23 Layton AM, Henderson CA, Cunliffe WJ. A clinical evaluation of acne scarring and its incidence. Clin Exp Dermatol. 1994; 19(4): 303-308. [MEDLINE: 7955470].

24 Goodman GJ, Baron JA. Postacne scarring—a quantitative global scarring grading system. J Cosmet

Dermatol. 2006; 5(1): 48-52.

25 Basta-Juzbasic A. Current therapeutic approach to acne scars. Acta Dermatovenerologica Croatica. 2010; 18(3): 171-175.

26 Maibach HI, Gorouhi F. Evidence Based Dermatology. People's Medical Publishing House; Shelton, CT: 2011.

27 Chivot M, Pawin H, Beylot C, et al. Acne scars: epidemiology, physiopathology, clinical features and treatment. Annales de Dermatologie et de Venereologie. 2006; 133(10): 813-824.

28 Dogra S, Yadav S, Sarangal R. Microneedling for acne scars in Asian skin type: an effective low cost treatment modality. J Cosmet Dermatol. 2014; 13(3): 180-187.

29 El-Domyati M, Barakat M, Awad S, et al. Microneedling therapy for atrophic acne scars: an objective evaluation. J Clin Aesthet Dermatol. 2015; 8: 36-42.

30 Lee JB, Chung WG, Kwahck H, Lee KH. Focal treatment of acne scars with trichloroacetic acid: chemical reconstruction of skin scars method. Dermatol Surg. 2002; 28: 1017-1021.

31 Levy LL, Zeichner JA. Management of acne scarring, part II: a comparative review of non-laser-based, minimally invasive approaches. Am J Clin Dermatol. 2012; 13: 331-340.

32 Weber MB, Machado RB, Hoefel IR, et al. Complication of CROSS-technique on boxcar acne scars: atrophy. Dermatol Surg. 2011; 37: 93-95.

33 Gold MH. Dermabrasion in dermatology. Am J Clin Dermatol. 2003; 4: 467-471.

34 Bolognia J, Jorizzo JL, Schaffer JV. Dermatology (3rd ed). Elsevier Saunders; Philadelphia, PA: 2012.

35 Karnik J, Baumann L, Bruce S, et al. A double-blind, randomized, multicenter, controlled trial of suspended polymethylmethacrylate microspheres for the correction of atrophic facial acne scars. J Am Acad Dermatol. 2014; 71(1): 77-83.

36 Hasson A, Romero WA. Treatment of facial atrophic scars with Esthelis, a hyaluronic acid filler with polydense cohesive matrix (CPM). J Drugs Dermatol. 2010; 9: 1507-1509.

37 Hedelund L, Moreau KE, Beyer DM, et al. Fractional nonablative 1,540-nm laser resurfacing of atrophic acne scars. A randomized controlled trial with blinded response evaluation. Lasers Med Sci. 2010; 25(5): 749-754.

38 Goel A, Krupashankar DS, Aurangabadkar S, et al. Fractional lasers in dermatology—current status and recommendations. Indian J Dermatol Venereol Leprol. 2011; 77(3): 369-379.

39 Alexiades-Armenakas MR, Dover JS, Arndt KA. Fractional laser skin resurfacing. J Drugs Dermatol. 2012; 11(11): 1274-1287.

40 Rinaldi F. Laser: a review. Clin Dermatol. 2008; 26(6): 590-601.

41 Alster TS, Graham PM. Microneedling: a review and practical guide. Dermatol Surg. 2018; 44(3): 397-404.

42 Doddaballapur S. Microneedling with dermaroller. J Cutan Aesthet Surg. 2009; 2: 110-111.

43 Habbema L, Verhagen R, Van Hal R, et al. Minimally invasive non-thermal laser technology using laser-induced optical breakdown for skin rejuvenation. J Biophotonics. 2012; 5: 194-199.

44 Orentreich DS, Orentreich N. Subcutaneous incisionless (subcision) surgery for the correction of depressed scars and wrinkles. Dermatol Surg. 1995; 21: 543-549.

45 Camirand A, Doucet J. Needle dermabrasion. Aesth Plast Surg. 1997; 21: 48-51.

46 Fernandes D. Percutaneous collagen induction: an alternative to laser resurfacing. Aesthet Surg J. 2002; 22: 307-309.

47 Aust MC, Fernandes D, Kolokythas P, et al. Percutaneous collagen induction therapy: an alternative treatment for scars, wrinkles and skin laxity. Plast Reconstr Surg. 2008; 121: 1421-1429.

48　Nair PA, Arora TH. Microneedling using dermaroller: a means of collagen induction therapy. GMJ. 2014; 69: 24-27.

49　Liebl H, Kloth LC. Skin cell proliferation stimulated by microneedles. J Am Coll Clin Wound Spec. 2012; 4: 2.

50　Majid I, Sheikh G, September PI. Microneedling and its applications in dermatology. In Prime. 2014; 4(7): 44-49.

51　Jaffe L. Control of development by steady ionic currents. Fed Proc. 1981; 40: 125-127.

52　Kloth LC. Electrical stimulation for wound healing: A review of evidence from in vitro studies, animal experiments, and clinical trials. Int J Low Extrem Wounds. 2005; 4: 23-44.

53　Singh A, Yadav S. Microneedling: advances and widening horizons. Indian Dermatol Online J. 2016; 7(4): 244-254.

54　Bahuguna A. Microneedling-facts and fictions. Asian J Med Sci. 2013; 4: 1-4.

55　Bhardwaj D. Collagen induction therapy with dermaroller. Community Based Med J. 2013; 1: 35-37.

56　Anastassakis K. The Dermaroller Series. http: //www.mtoimportadora.com.br/site_novo/wp-content/uploads/2014/04/Dr.-Anastassakis-Kostas.pdf.

57　McCrudden MT, McAlister E, Courtenay AJ, et al. Microneedle applications in improving skin appearance. Exp Dermatol. 2015; 24(8): 561-566.

58　Arora S, Gupta BP. Automated microneedling device-a new tool in dermatologist's kit-a review. J Pak Med Assoc. 2012; 22: 354-357.

59　Lewis W. Is microneedling really the next big thing? Wendy Lewis explores the buzz surrounding skin needling. Plast Surg Pract. 2014; 7: 24-28.

60　Cohen BE, Elbuluk N. Microneedling in skin of color: a review of uses and efficacy. J Am Acad Dermatol. 2016; 74: 348-355.

61　Chandrashekar BS, Sriram R, Mysore R, et al. Evaluation of microneedling fractional radiofrequency device for treatment of acne scars. J Cutan Aesthet Surg. 2014; 7: 93-97.

62　Bariya SH, Gohel MC, Mehta TA, Sharma OP. Microneedles: an emerging transdermal drug delivery system. J Pharm Pharmacol. 2012; 64: 11-29.

63　Kravvas G, Al-Niaimi F. A systematic review of treatments for acne scarring. Part 1: Non-energy-based techniques. Scars Burn Heal. 2017; 3.

64　Sharad J. Combination of microneedling and glycolic acid peels for the treatment of acne scars in dark skin. J Cosmet Dermatol. 2011; 10: 317-323.

65　Alam M, Han S, Pongprutthipan M, et al. Efficacy of a needling device for the treatment of acne scars: a randomized clinical trial. JAMA Dermatol. 2014; 150: 844-849.

66　Chawla S. Split face comparative study of microneedling with PRP versus microneedling with vitamin C in treating atrophic post acne scars. J Cutan Aesthet Surg. 2014; 7: 209-212.

67　Nofal E, Helmy A, Nofal A, et al. Platelet-rich plasma versus CROSS technique with 100% trichloroacetic acid versus combined skin needling and platelet rich plasma in the treatment of atrophic acne scars: a comparative study. Dermatol Surg. 2014; 40: 864-873.

68　Cachafeiro T, Escobar G, Maldonado G, et al. Comparison of nonablative fractional erbium laser 1,340 nm and microneedling for the treatment of atrophic acne scars: a randomized clinical trial. Dermatol Surg. 2016; 42(2): 232-241.

69　Garg S, Baveja S. Combination therapy in the management of atrophic acne scars. J Cutan Aesthet Surg. 2014; 7(1): 18-23.

70　David Pudukadan. Treatment of acne scars on darker skin types using a non insulated smooth motion, electronically controlled radiofrequency microneedles treatment system. Dermatol Surg. 2017; 43:

S64-S69.

71　Lee SB. The treatment of burn scar-induced contracture with the pinhole method and collagen induction therapy: a case report. J Eur Acad Dermatol Venereol. 2008; 22: 513-514.

72　Lee KR, Lee EG, Lee HJ, Yoon MS. Assessment of treatment efficacy and sebosuppressive effect of fractional radiofrequency microneedle on acne vulgaris. Lasers Surg Med. 2013; 45: 639-647.

73　Kim ST, Lee KH, Sim HJ, et al. Treatment of acne vulgaris with fractional radiofrequency microneedling. J Dermatol. 2014; 41: 586-591.

第 **7** 章 微针疗法联合富血小板血浆（PRP）治疗

Elizabeth Bahar Houshmand　著

简介

如前所述，微针疗法（也被称为胶原蛋白诱导疗法或经皮胶原诱导疗法）是一种越来越受欢迎的皮肤年轻化治疗技术。该技术采用细小微针对皮肤进行穿刺，以微创的方式刺激局部胶原蛋白的合成（图7.1）。

微针疗法已在医疗美容领域应用多年，适用于多种适应证，具有显著的治疗效果。

近年来，微针疗法已联合富血小板血浆（platelet-rich plasma, PRP）应用于临床，以提高美容治疗效果。此前，微针疗法已单独用于改善多种临床适应证，包括但不限于皮肤年轻化、脱发，特别是痤疮瘢痕的治疗。

本章将对PRP治疗及其与微针疗法的联合应用展开讨论。

什么是富血小板血浆

PRP是自体血液来源的高浓度的血小板浓缩物。PRP中含有多种生长因子，如PGF、TGF-β、EGF、VEGF、FGF和胰岛素样生长因子（表7.1），以及多种刺激胶原蛋白和损伤愈合的细胞因子[1]。PRP联合其他皮肤科技术改善皮肤和毛发健康状态时，可以缩短术后愈合时间并提高治疗效果。PRP可应用于滚轮微针、印章微针或笔式微针治疗后表皮层屏障发生机械性损伤的治疗区。PRP已通过外用或注射至皮肤被用于微针治疗后，从而提升疗效和缩短微针术后恢复时间。

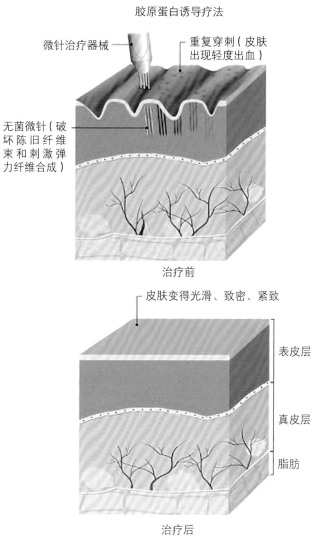

胶原蛋白诱导疗法

微针治疗器械

重复穿刺（皮肤出现轻度出血）

无菌微针（破坏陈旧纤维束和刺激弹力纤维合成）

治疗前

皮肤变得光滑、致密、紧致

表皮层

真皮层

脂肪

治疗后

图 7.1　胶原蛋白诱导疗法：微针穿刺在皮肤表面形成微细通道，造成浅表毛细血管和真皮层的微损伤，刺激生长因子释放和成纤维细胞浸润（图片来源：designua/123RF）

联合治疗

微针疗法可促进胶原新生，结合 PRP 中的生长因子和细胞因子，可协同促进微针诱发的级联反应机制，增强胶原重塑效应和提高治疗效果。

表 7.1　PRP 所含生长因子

名称	缩写	功能
血小板源性生长因子（platelet-derived growth factor）	PDGF	促进胶原蛋白合成、骨细胞增殖、成纤维细胞趋化和增殖活性以及巨噬细胞活化
转化生长因子 -β（transforming growth factor-β）	TGF-β	促进 I 型胶原蛋白合成及血管新生，刺激免疫细胞趋化及抑制破骨细胞的形成和骨吸收
血管内皮生长因子（vascular endothelial growth factor）	VEGF	促进内皮细胞迁移和有丝分裂以及血管新生，增加血管通透性，刺激巨噬细胞和中性粒细胞趋化
表皮生长因子（epidermal growth factor）	EGF	刺激上皮细胞增殖和分化，促进间充质细胞和上皮细胞的细胞因子分泌
胰岛素样生长因子（insulin-like growth factor）	IGF	促进细胞生长和分化以及骨骼、血管、皮肤和其他组织修复；与 PDGF 协同刺激胶原蛋白合成
成纤维细胞生长因子（fibroblast growth factor）	FGF	促进间充质细胞、软骨细胞和成骨细胞增殖，刺激软骨细胞和成骨细胞生长与分化

表格来源：Pavlovic, V., Ciric, M., Jovanovic, V., & Stojanovic, P.(2016). Platelet Rich Plasma: a short overview of certain bioactive components. Open Medicine, 11(1). ©2016, De Gruyter.

富血小板血浆的历史

　　PRP 已在口腔科、骨科及其他外科领域应用多年。近年来，PRP 开始应用于整形外科和皮肤科领域以及医学美容治疗。目前已发表多篇关于 PRP 在年轻化治疗和填充应用的文献综述。2017 年，Frautschi 等检索 1950 至 2015 年间关于 PRP 在医学美容中应用的文献后，发表了一篇系统性综述 [2]。作者回顾了 38 篇文献并得出结论：已发表的研究证实 PRP 在临床应用中具有确切的疗效，但目前仍缺乏关于 PRP 的制备方法、组成和激活方法的标准化规范，这对获得重复性的科研结果造成一定困难。Motosko 等在回顾 22 篇 2006 至 2015 年间 PRP 应用于医学美容的文献后，确认了上述观点：在回顾的文献中，尽管 PRP 的临床应用呈现出积极的效果，但由于其制备方法和治疗方案之间存在明显的差异性，导致难以推荐可重复且标准化的治疗规范 [3]。

　　由于 PRP 是自体来源的血小板浓缩物，故个体间 PRP 的血小板浓度存在天然的差异性。成人血小板浓度的正常变化范围为 150 000 ~ 450 000/μl，而 PRP 的血小板浓度可达到此基础值的 3 倍。到目前为止，仍缺乏基于患者血小板计数基础值和治疗效果间的大规模研究分析，未建立标准化的治疗方案。

　　关于 PRP 的早期研究都获得了积极的结果，然而仍需要建立更多的循证标准化研究方法和规程，为 PRP 治疗技术在美容领域的临床实践提供指南（图 7.2 ）。

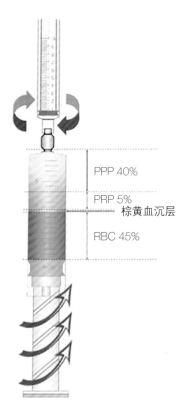

图 7.2　PRP 的组成：贫血小板血浆（PPP）、富血小板血浆（PRP）和红细胞（RBC）。其中，血浆中含 55% ~ 91% 的水、7% 的蛋白质和 2% 的电解质；棕黄血沉层中含 1% 的白细胞（WBC）和血小板；红细胞层中，红细胞占总体积的 99%

PRP联合微针治疗流程

　　微针疗法联合 PRP 治疗是一项院内进行的治疗。治疗前首先要彻底清洁皮肤和进行必要的皮肤准备，并对治疗区域进行局部麻醉。采集患者血液并离心，提取获得 PRP。清除外用麻醉药并彻底清洁皮肤后，开始微针治疗操作。治疗后即刻外用 PRP，使其通过新打开的微通道渗透至皮肤深处。由于微通道开放状态的持续时间较短，因此，笔者推荐微针治疗后立即使用 PRP。此外，靶向治疗色素沉着和改善肤质，特别是毛孔粗大和浅层皱纹时，可选择直接点状注射 PRP。

　　皮肤微通道的开放时间较短，微针治疗后 10 ~ 15 min，微通道迅速关闭 [4]。治疗后不良反应较轻，可能出现持续 3 ~ 5 天的红斑。部分患者治疗后出现轻度水肿，随后与红斑一起逐渐自行消退。多数不良反应持续时间较短。治疗过程中可能出现轻度不适或疼痛感。治疗后即刻改善效果并不明显，一般 3 ~ 4 周后可见明显效果（图 7.3）。对于多数患者而言，通常根

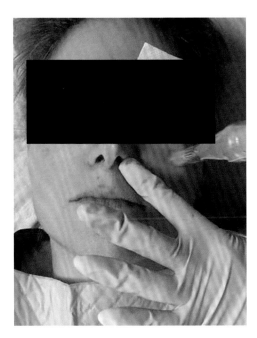

图 7.3　PRP 在皮肤年轻化中的应用：轻柔牵拉无菌区皮肤，手持微针尖端垂直于皮肤表面操作，保持皮肤表面平整使微针均匀穿刺（图片来源：Elizabeth Bahar Houshmand 博士）

据个体治疗方案、皮肤适应证 / 状态和治疗期望，推荐接受 3 ~ 4 次的疗程治疗（间隔大约 4 周）。

适应证

痤疮瘢痕

痤疮瘢痕影响患者美观，造成患者心理不适、抑郁、自卑，甚至降低患者的生活质量。尽管 PRP 的疗效还未被完全探究清楚，但微针疗法已是一种疗效确切的痤疮瘢痕治疗方法，特别是对于萎缩性瘢痕而言（图 7.4）。基于治疗效果和成本效益的考虑，一些研究正在进行微针疗法联合 PRP 治疗的探索。

萎缩性瘢痕是痤疮炎症反应后处理不当或损伤愈合的结果。痤疮瘢痕广义上可分为：斑疹型（macular）、萎缩性（atrophic）、增生性（hypertrophic）或瘢痕疙瘩（keloidal）。萎缩性痤疮瘢痕可再次细分为三种类型：冰锥型（icepick）、厢车型（boxcar）和滚动型（rolling）瘢痕[5]。

本部分将对三项痤疮瘢痕治疗研究进行讨论，探究微针疗法与 PRP 的单独或联合应用的治疗效果。

Asif 等对微针疗法联合 PRP 治疗痤疮瘢痕的效果进行了评价。50 名患者分别接受两组不同的治疗，其中一组采取微针疗法联合 PRP 治疗，另一组则采用微针疗法联合蒸馏水治疗。治疗后，患者双侧面部瘢痕皮损均得

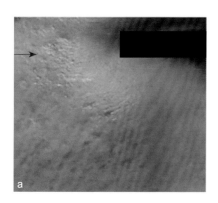
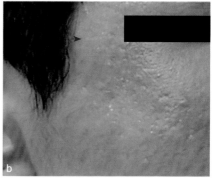

图 7.4 痤疮瘢痕：（a）基线值；（b）3 次微针疗程后 3 个月（图片来源：Elizabeth Bahar Houshmand 博士）

到明显改善，然而接受 PRP 联合治疗的患者平均改善程度达到 62.2%，而接受微针疗法联合蒸馏水组的患者平均改善程度仅为 45.84%。试验结果证实，微针疗法联合 PRP 治疗比单独微针治疗可获得更好的临床效果[6]。

Chawla 对比研究了微针疗法联合 PRP 与微针疗法联合维生素 C 的治疗效果[7]。共 27 名受试者完成为期 6 个月的微针联合维生素 C 或 PRP 的半侧脸治疗试验（治疗间隔 1 个月）。患者半侧脸接受微针联合 PRP 治疗，另半侧脸接受微针联合维生素 C 治疗，共 4 次治疗。比起接受微针联合维生素 C 治疗的半侧脸，接受联合 PRP 治疗的半侧脸获得更好的治疗效果。其中，21 名受试者（78%）接受微针联合 PRP 治疗侧的治疗效果达到良好至极好的等级，而接受微针联合维生素 C 治疗侧只有 17 名受试者（63%）获得相同的改善效果。试验证实，微针疗法联合 PRP 的疗效明显优于微针疗法联合维生素 C。

值得关注的是，由主诊医生进行疗效评估，而患者满意度调查在治疗方法和成本花费告知的情况下进行，上述因素都可能会影响评估的结果[7]。

Fabbrocini 等对 12 名痤疮瘢痕患者进行了另一项半侧脸对照试验评价[8]。患者右侧脸接受微针联合 PRP 治疗，左侧脸则采取单一微针治疗（治疗间隔 8 周，治疗次数 2 次）。试验研究采用严重程度评分（0= 无皮损，10= 最严重程度）对皮损进行评价。治疗结束后，双侧面部痤疮瘢痕均得到明显改善，而接受微针联合 PRP 治疗的半侧脸的瘢痕严重程度评分的改善程度（3.5 分）明显优于接受微针单一治疗半侧脸的改善（2.6 分）（$P < 0.05$）。无论是否联合 PRP，治疗结束后，患者普遍出现持续 2~3 天的轻度水肿和红斑。由于本研究仅纳入 12 名受试者，研究结果受限于其较小的样本量。研究中所采用的 10 分制评分系统（10-point grading system）亦不同于古德曼 - 巴伦瘢痕分级（Goodman and Baron scale），缺少定性指标，这可能会降低试验的可复制性[9]。

对于痤疮患者和其他适应证而言，微针疗法可通过在表皮层及真皮层形成微小的穿刺损伤，促进皮肤的年轻化。所致损伤可触发机体的损伤愈合级联反应并调节生长因子的表达和调控，从而促进组织再生效应[10-11]。微针治疗结束后，皮肤弹力纤维合成增加，新生胶原沉积，真皮层增厚[12]。值得注意的是，从组织学上看，微针治疗后新生的胶原蛋白以正常网状交联形式沉积，而非瘢痕皮损中典型的平行纤维束形式（图 7.5）[13]。

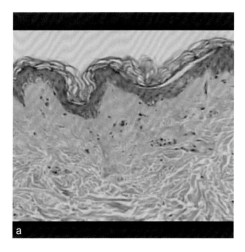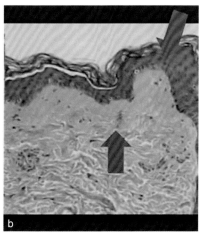

图 7.5　组织学图片：（a）表皮层变薄，上皮嵴扁平化，胶原纤维束平行排列；（b）微针联合 PRP 治疗 28 天后，表皮层增厚，上皮嵴正常化，胶原纤维束增厚，呈现生理性正常的粉红色波浪网格状排列

脱发

毛发在身份认同、自我认知以及社会心理学角度发挥着重要作用。脱发是一种糟糕的经历，会对患者的自尊心和个人吸引力的认知造成负面影响，甚至产生抑郁心理和焦虑情绪[14-15]。患者正在寻求休工期短、疗效佳的脱发治疗方法。

富血小板血浆的单一治疗和脱发治疗

PRP 作为皮肤科的一种单一疗法可显著改善毛发生长，用于治疗雄激素性脱发（androgenic alopecia, AGA）（表 7.2）。PRP 含有的生长因子可通过刺激毛囊干细胞的分化，诱导或延长毛囊的增殖生长期，以及激活抗凋亡途径，促进血管新生，增强毛囊周围血管新生和真皮乳头层成纤维细胞活性，从而促进毛发再生（表 7.2）[15-18]。PRP 由离心后的全血上清液提取，之后注射至头皮真皮层以刺激毛发生长。

尽管 FDA 尚未认可或批准 PRP 用于治疗脱发，但是一些研究已证实自体 PRP 治疗 AGA 确有疗效[19]。一项初步研究纳入 19 名男性和女性受

表 7.2　α 颗粒在脱发治疗中的作用

颗粒类型	递质示例	功能
黏附分子	纤维蛋白原	白细胞黏附
趋化因子	CXCL-1,4,5,7, 8CCL-2,3,5	WBC 迁移
细胞因子	IL-1β	抗原递呈
生长因子	PDGF、TGG-β	损伤愈合，免疫调节
微生物蛋白	Kinocidins、防御素、血栓素	抗菌多肽

试者，共接受 5 次 PRP 注射，前 3 个月每月注射一次 PRP，随后在第 4 个月和第 7 个月各再进行一次注射，在 1 年后的随访中发现，受试者的平均毛发密度、毛发直径和终毛 / 毳毛比都出现统计学上的显著性改善。此外，组织病理学评估证实血管周围炎性浸润减少 [20]。

数项研究显示 PRP 是一种改善头发稀疏的有效治疗方法 [2]，对于男性型脱发、女性型脱发和斑秃均有改善作用。在一项纳入 40 名男性和女性受试者的治疗试验中，受试者接受每月 3 次的 PRP 皮下注射治疗，3 个月后再补充注射一次以增强治疗效果，结果显示上述治疗方案较每月一次的注射方案疗效更佳 [21-22]。可在 PRP 血清中加入胶原蛋白、凝血酶、10% 氯化钙和葡萄糖酸钙等激活剂，以激活血小板并促进生长因子分泌 [23]。然而，不同试验的激活方式不同，可能会造成临床试验结果的差异性，目前没有一种被证明是更优的激活方法 [24-26]。

疗程次数不足会导致治疗缺乏实质性的改善 [27]。为获得毛发密度显著增加的美容效果，应采取多次持续性 PRP 治疗。目前认为，为了观察到临床上的改善效果，每年 3 次是最低的治疗频率（治疗间隔 8 ~ 12 周）（图 7.6 ）。

多数医生在临床实践中会选择早期 3 ~ 4 次的 PRP 注射治疗（每月一次），后期则采用每 6 个月一次（即一年 2 次）的维持治疗。上述治疗方案基于个体反应可进行调整，医生可制定多达 6 次（间隔 1 个月）的治疗，以及频率更高的维持治疗方案。具体治疗方案取决于患者的临床反应。患者的临床治疗反应受多因素影响：年龄、基因、压力水平以及整体健康水平。未来仍需要更多关于治疗频率、给药剂量以及维持治疗方案等方面的研究，以实现疗效最优化。

目前 PRP 治疗的主要问题是：仍未就其精确的浓度、激活剂的使用、

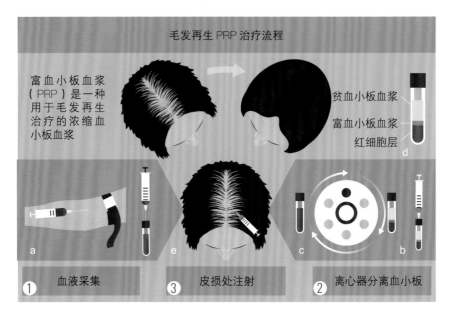

图 7.6　单管离心法制备 PRP 步骤：（a）肘正中静脉穿刺采血；（b）血液转移至离心管；（c）样本置于离心机；（d）取出离心管，其中液体分层，PPP、PRP 和 RBC 用于 PRP 注射；（e）头皮皮下注射 PRP（图片来源：art4stock/Shutterstock.com）

剂量参数、注射深度或治疗频率方面达成共识[23]。PRP 注射最常见的不良反应是一过性疼痛和红斑，除此之外，文献中并无报告其他严重不良反应[27]。

微针疗法

微针疗法同样适用于雄激素性脱发的治疗，适用于对米诺地尔和非那雄胺的常规治疗效果不佳的患者，以促进毛发再生[11-12]。PRP 是自体血来源的血小板浓缩物。全血的血小板计数一般约为 200 000/μl；而 5 ml PRP 的血小板计数可达到至少 1 000 000/μl。PRP 的关键组成成分是高浓度的生长因子，包括血小板源性生长因子、转化生长因子、血管内皮生长因子和上皮生长因子[15]。

微针疗法可通过触发机体损伤愈合反应机制，促进释放血小板源性生长因子和表皮生长因子，激活毛发隆突区，从而促进毛发再生[28]。通常使用 0.5～2.5 mm 针长的滚轮微针器械进行操作。治疗前可外用麻醉乳膏[29]。

随后清洁治疗区，并涂抹抗生素软膏[30]。治疗方案通常需要每日至每周频率的治疗，持续 12～28 周以达到治疗效果。

已证实微针疗法可有效用于治疗脱发，特别是联合米诺地尔。一项随机性研究将 68 名受试者平均分为两组，对照组接受每日 2 次的 5% 米诺地尔溶液单一治疗，治疗组接受微针联合每日 2 次的 5% 米诺地尔溶液治疗。12 周后，相比对照组，接受微针联合米诺地尔治疗的受试者毛发计数出现显著性增加（P＜0.05）[31]。据推测，微针疗法可促进局部外用药的渗透（包括米诺地尔），帮助穿透皮肤屏障，从而增加大分子药物的透皮吸收[28]。

微针疗法联合PRP治疗

局部应用 PRP 已用于协同性增强微针疗法的治疗效果。一项随机对照试验将 93 名脱发患者分组接受单一 5% 米诺地尔溶液治疗、5% 米诺地尔溶液联合 PRP 治疗和微针疗法联合 PRP 治疗。三组分别纳入 31 人进行治疗，微针联合 PRP 治疗组中有 26 名受试者出现明显毛发再生，而其他两组中分别为 10 例和 17 例。但米诺地尔治疗组出现毛发再生的时间更早（12 周左右），而微针治疗组受试者在 26 周时才出现毛发再生[32-33]。评估微针疗法与 PRP 治疗的临床疗效时必须谨慎。由于目前还未建立治疗脱发的首选推荐方案，这可能会对治疗效果造成一定影响。

斑秃的联合治疗

每年都有数百万美国人深受脱发问题的困扰，这对其自尊心和社会心理功能均造成负面影响。探寻有效治疗脱发的方法成为迫切的需要，包括 PRP 治疗和微针疗法。

已有研究证实微针疗法和 PRP 是治疗脱发以及其他毛发疾病的潜在治疗方法。试验研究证实，上述治疗方法均可促进生长因子的合成，加速毛囊发育和生长周期，可有效治疗斑秃。

临床常规使用的脱发治疗方法对于部分斑秃患者效果不佳，因此应考虑其他备选治疗方法[34]。微针疗法被认为可增强生长因子作用，同时促进胶原蛋白和弹性蛋白合成，并形成大量促进药物穿越角质层透皮吸收的微通道[35]。

微针疗法已被证实适用于雄激素性脱发的治疗，且疗效确切，同时也可用于其他毛发疾病的治疗[30]。

尽管 PRP 确切的作用机制还未被完全揭示，但可靠的证据证实，PRP 可增加生长因子、细胞因子和蛋白质的浓度，从而调节炎症反应通路并促进组织修复[36]。在损伤愈合过程中，血小板被激活，释放 α 颗粒内容物，其包含血小板源性生长因子、转化生长因子 -β、血管内皮生长因子、表皮生长因子以及胰岛素样生长因子 -1[37]。血小板 α 颗粒所含生长因子列举如下：

- 血小板源性生长因子 α 和 β（platelet-derived growth factor α and-β，PDGF-α and-β）
- 转化生长因子 -β（TGF-β）1&2（transforming growth factor-β 1&2）
- 血小板因子 4（platelet factor 4）
- 血管内皮生长因子（vascular endothelial growth factor, VEGF）
- 胰岛素样生长因子 -1（insulinlike growth factor-1, IGF-1）
- 白介素 -1（interleukin-1, IL-1）
- 肝细胞生长因子（hepatocyte growth factor）
- 血小板源性内皮生长因子（platelet-derived endothelial growth factor）
- 上皮细胞生长因子（epithelial cell growth factor）
- 成纤维细胞生长因子（fibroblast growth factor, FGF）

Eppley 等于 2004 年完成一项研究，检测了 10 名年龄 29～58 岁受试者中获取的 PRP 的具体组成成分[38]。相比全血样本的基线值，PRP 中的生长因子浓度显著升高，包括血小板源性生长因子、转化生长因子 -β、血管内皮生长因子和表皮生长因子。

另一项采用 Ki-67 作为细胞增殖标志物的研究发现，从接受 PRP 治疗的受试者中采集毛发，同样可观察到 Ki-67 水平的显著升高[39]。上述研究结果表明，PRP 可增强毛囊细胞的增殖，适用于对其他治疗无效的难治型斑秃患者。

总结

PRP 治疗和微针疗法逐渐成为皮肤科和医学美容领域中的常用治疗方法。PRP 中所含的多种生长因子可促进胶原新生、血管新生以及干细胞的整体增殖和软组织重塑。使用商品化的专业仪器可从个体全血中便捷获取 PRP，是一种安全的院内治疗方法。微针疗法与 PRP 治疗的最佳循证皮肤病学适应证包括毛发再生、皮肤年轻化以及痤疮瘢痕的改善。微针疗法联合 PRP 具有协同的治疗效果，能提高整体美容疗效。在皮肤科领域，未来仍需要更多的研究来进一步标准化并明确针对特定适应证的 PRP 治疗方法。由于相比手术治疗方法，非手术治疗技术价格更低廉、治疗风险更小且休工期更短，故非手术治疗方法成为患者治疗各类疾病的多元化手段。非手术治疗技术是医学美容中亟待发展的新领域，能有效提高患者的治疗效果。

参考文献

1　Lubkowska A, Dolegowska B, Banfi G. Growth factor content in PRP and their applicability in medicine. J Biol Regul Homeost Agents. 2012; 26(2 suppl 1): 3S-22S.

2　Russell S. Frautschi BS, Hashem AM, et al. Current Evidence for Clinical Efficacy of Platelet Rich Plasma in Aesthetic Surgery: A Systematic Review. Aesthet Surg J. 2017; 37(3): 353-362.

3　Motosko CC, Khouri KS, Poudrier G, et al. Evaluating platelet-rich therapy for facial aesthetics and alopecia: a critical review of the literature. Plast Reconstr Surg. 2018; 141: 1115-1123.

4　Fernandes D, Signorini M. Combating photoaging with percutaneous collagen induction. Clin Dermatol. 2008; 26: 192-199.

5　Camirand A, Doucet J. Needle dermabrasion. Aesthetic Plast Surg. 1997; 21: 48-51.

6　Asif M, Kanodia S, Singh K. Combined autologous platelet-rich plasma with microneedling verses microneedling with distilled water in the treatment of atrophic acne scars: a concurrent split-face study. J Cosmet Dermatol. 2016; 15: 434-443.

7　Chawla S. Split face comparative study of microneedling with PRP versus microneedling with vitamin C in treating atrophic post acne scars. J Cutan Aesthet Surg. 2014; 7: 209-212.

8　Fabbrocini G, De Vita V, Pastore F, et al. Combined use of skin needling and plateletrich plasma in acne scarring treatment. J Cosmet Dermatol. 2011; 24: 177-183.

9　Goodman GJ, Baron JA. Postacne scarring: a qualitative global scarring grading system. Dermatol Surg. 2006; 32: 1458-1466.

10　Fabbrocini G, Fardella N, Monfrecola A, et al. Acne scarring treatment using skin needling. Clin Exp Dermatol. 2009; 34: 874-879.

11　Zeitter S, Sikora Z, Jahn S, et al. Microneedling: matching the results of medical needling and repetitive treatments to maximize potential for skin regeneration. Burns. 2014; 40: 966-973.

12　Schwarz M, Laaff H. A prospective controlled assessment of microneedling with the Dermaroller device. Plast Reconstr Surg. 2011; 127: E146-E148.

13　Fernandes D, Signorini M. Combating photoaging with percutaneous collagen induction. Clin Dermatol. 2008; 26: 192-199.

14　Saed S, Ibrahim O, Bergfeld WF. Hair camouflage: a comprehensive review. Int J Womens Dermatol. 2016; 2: 122-127.

15　Alfonso M, Richter-Appelt H, Tosti A, et al. The psychosocial impact of hair loss among men: a multinational European study. Curr Med Res Opin. 2005; 21: 1829-1836.

16　Messenger AG, Rundegren J. Minoxidil: mechanisms of action on hair growth. Br J Dermatol. 2004; 150: 186-194.

17　Mori O, Uno H. The effect of topical minoxidil on hair follicular cycles of rats. J Dermatol. 1990; 17: 276-281.

18　Pekmezci E, Turkoglu M, Gokalp H, et al. Minoxidil downregulates interleukin-1 alpha gene expression in HaCaT cells. Int J Trichol. 2018; 10: 108-112.

19　Jha AK, Vinay K, Zeeshan M, et al. Platelet-rich plasma and microneedling improves hair growth in patients of androgenetic alopecia when used as an adjuvant to minoxidil. J Cosmet Dermatol. doi: 10.1111/jocd.12864.

20　Anitua E, Pino A, Martinez N, et al. The effect of plasma rich in growth factors on pattern hair loss: a pilot study. Dermatol Surg. 2017; 43: 658-670.

21　Puig CJ, Reese R, Peters M. Double-blind, placebo-controlled pilot study on the use of platelet-rich plasma in women with female androgenetic alopecia. Dermatol Surg. 2016; 42: 1243-1247.

22　Mapar MA, Shahriari S, Haghighizadeh MH. Efficacy of platelet-rich plasma in the treatment of androgenetic (male-patterned) alopecia: a pilot randomized controlled trial. J Cosmet Laser Ther. 2016; 18: 452-455.

23　Maria-Angeliki G, Alexandros-Efstratios K, Dimitris R, et al. Platelet-rich plasma as a potential treatment for noncicatricial alopecias. Int J Trichol. 2015; 7: 54-63.

24　Gkini MA, Kouskoukis AE, Tripsianis G, et al. Study of platelet-rich plasma injections in the treatment of androgenetic alopecia through an one-year period. J Cutan Aesthet Surg. 2014; 7: 213-219.

25　Landesberg R, Roy M, Glickman RS. Quantification of growth factor levels using a simplified method of platelet-rich plasma gel preparation. J Oral Maxillofac Surg. 2000; 58: 297-300; discussion 300-301.

26　Weibrich G, Kleis WK, Hafner G. Growth factor levels in the platelet-rich plasma produced by 2 different methods: curasan-type PRP kit versus PCCS PRP system. Int J Oral Maxillofac Implants. 2002; 17: 184-190.

27　Alves R, Grimalt R. Randomized placebo-controlled, double-blind, half-head study to assess the efficacy of platelet-rich plasma on the treatment of androgenetic alopecia. Dermatol Surg. 2016; 42: 491-497.

28　Singh A, Yadav S. Microneedling: advances and widening horizons. Indian Dermatol Online J. 2016; 7: 244-254.

29　Asif M, Kanodia S, Singh K. Combined autologous platelet-rich plasma with microneedling verses microneedling with distilled water in the treatment of atrophic acne scars: a concurrent split-face study. J Cosmet Dermatol. 2016; 15: 434-443.

30　Dhurat R, Sukesh M, Avhad G, et al. A randomized evaluator blinded study of effect of microneedling in androgenetic alopecia: a pilot study. Int J Trichol. 2013; 5: 6-11.

31　Kumar MK, Inamadar AC, Palit A. A randomized controlled single-observer blinded study to determine the efficacy of topical minoxidil plus microneedling versus topical minoxidil alone in the treatment of androgenetic alopecia. J Cutan Aesthet Surg. 2018; 11: 211-216.

32　Messenger AG, Rundegren J. Minoxidil: mechanisms of action on hair growth. Br J Dermatol. 2004; 150: 186-194.

33　Pekmezci E, Turkoglu M, Gokalp H, et al. Minoxidil downregulates interleukin-1 alpha gene expression in HaCaT cells. Int J Trichol. 2018; 10: 108-112.

34 Alkhalifah A, Alsantali A, Wang E, et al. Alopecia areata update: part II. Treatment. J Am Acad Dermatol. 2010; 62: 191-202.

35 Gupta A, Aggarwal G, Singla S, Arora R. Transfersomes: A Novel Vesicular Carrier for Enhanced Transdermal Delivery of Sertraline: Development, Characterization, and Performance Evaluation. Sci Pharm. 2012; 80(4): 1061-1080.

36 Lynch MD, Bashir S. Applications of platelet-rich plasma in dermatology: A critical appraisal of the literature. J Dermatolog Treat. 2016; 27(3): 285-289. doi: 10.3109/09546 634.2015.1094178

37 Blair P, Flaumenhaft R. Platelet α-granules: basic biology and clinical correlates. Blood Rev. 2009; 23: 177-189.

38 Eppley BL, Woodell JE, Higgins J. Platelet Quantification and Growth Factor Analysis from Platelet-Rich Plasma: Implications for Wound Healing, Plastic and Reconstructive Surgery: November 2004, Volume 114, Issue 6, pp1502-1508.

39 Trink A, Sorbellini E, Bezzola P, et al. A randomized, double-blind, placebo-and activecontrolled, half-head study to evaluate the effects of platelet-rich plasma on alopecia areata. Br J Dermatol. 2013; 169(3): 690-694.